KEEP CALM É SOLO #VITILIGINE

Di Erica Chemolli

Voglio dedicare la realizzazione tanto voluta di questo libro alla donna più importante della mia vita, che con il suo potente fascio di luce mi illumina e mi guida, indicandomi il cammino da intraprendere con ottimismo: la mia Mamma. L'auspicio sincero è che alla stessa maniera, quest'opera possa rappresentare per i lettori, nel suo piccolo, una stella rilucente di speranza.

INDICE

Da dove è partita l'idea di realizzare questo libro?

Tanto per cominciare, appartengo proprio a quell'1% della popolazione mondiale affetta da vitiligine!

La prima macchiolina bianca mi è comparsa all'età di 21 anni dopo qualche settimana dalla morte improvvisa di mia madre in un incidente stradale.

Quel 16 ottobre 2006 sembrava un lunedì come tanti altri: la mattina ero all'università e la sera lavoravo nel ristorante che gestivo assieme al mio fidanzato. Non avevo una macchina mia, ma ne condividevo una con mia madre.

Proprio quella sera, poco prima di mezzanotte avevo chiamato a casa per chiederle se poteva venire a prendermi. Il martedì era il nostro giorno libero, e quel martedì avevo voglia di passarlo a casa. Ci siamo accordate per incontrarci al "Ponte della Svizzera", a metà strada. Poco prima di chiudere il ristorante il mio fidanzato, dopo aver visto le previsioni metereologiche, aveva cambiato i programmi del suo giorno libero e si era offerto di accompagnarmi. Ho iniziato a telefonare a mia madre per avvisarla che non serviva più che mi venisse a prendere, ma il telefono squillava senza alcun cenno di risposta. Ho provato a chiamarla per infinite volte, ma niente. Quindi, come d'accordo, mi sono recata al ponte. I minuti passano, il telefono squilla: nulla. Intanto le luci impazzite di ambulanze, pompieri e carabinieri lampeggiano davanti a me. Il mio cuore inizia a battere, mi raffreddo, divento gelida ed inizio a pregare, così, in automatico. Piangevo. Ero sicura che le fosse successo qualcosa. Altrimenti mi avrebbe chiamato per aggiornarmi sul suo ritardo o per comunicarmi che qualcosa era accaduto. Chiamo il mio fidanzato, e non appena arriva lo obbligo a procedere. Strade bloccate. Luci ovunque. Tutto lampeggia. Esco dalla macchina. Lui mi blocca, io reagisco e procedo. Scavalco tutti con forza e vado avanti. Arrivo lì, in quel punto, al mio ultimo ostacolo. Chiedo che macchina fosse coinvolta. Non mi rispondono. Urlo: "È mia madre! Mi stava per venire a prendere!

Ditemi che è successo!" NON RISPONDONO. Chiamo a casa. Il telefono squilla. Mio padre risponde. Dico allarmata: "Venite, alla mamma è successo qualcosa, non so cosa le sia successo, non me lo vogliono dire. Sono sulla retta di Dro al Sas del Diavol". Riaggancio il telefono. Ritorno sul mio ultimo ostacolo. Non ricordo chi fosse, se un pompiere o un carabiniere. Con tutta la mia forza lo prendo di parte, lo scuoto e lo supplico di dirmi che cosa sia successo. Mi allontano. Non so cosa fare. Qualcuno si avvicina e mi dice: "Mi dispiace, tua madre non ce l'ha fatta". Mi butto a terra inginocchiata in mezzo alla strada ed inizio ad urlare, a bestemmiare ed a tirarmi i capelli. Ricordo ancora i vestiti che indossavo. Un incubo. Luci lampeggianti, sirene. Sola. Mi prendono e mi mettono in un'ambulanza. Mi parlano. Non ricordo cosa mi dicono. Odio tutti. Piango. Mio fratello mi chiama al telefono. Scappo dall'ambulanza, corro da lui, l'abbraccio e gli dico: "La mamma è morta! È morta!" Piango. Non ricordo più nulla. Ricordo di essermi trovata nella camera mortuaria vedendo mia madre sdraiata su un letto coperta da un lenzuolo bianco. Era meravigliosamente bella, così morbida, così rilassata. Mi avvicino a lei, l'abbraccio, poso la mia testa sul suo petto e la continuo ad accarezzare dicendole: "mamma sei bellissima, sei bellissima". I suoi denti erano completamente distrutti. Un occhio era chiuso mentre l'altro socchiuso. Al centro della fronte aveva un buco, profondo. Le tolgo gli orecchini, la collana che portava al collo per nascondere la cicatrice della sua operazione alla tiroide, la fede. Chiedo le forbici e le taglio una ciocca dei suoi folti capelli neri. L'ho fatto perché ricordo che nella cassettiera di mia nonna c'era una scatolina con un pezzo di treccia bionda dell'altra figlia, persa giovane. Ed è così che la vita di ognuno di noi può cambiare in un solo minuto. È proprio lì che ti rendi conto di come tutti noi siamo appesi ad un filo. Oggi ci siamo e all'improvviso non ci siamo più. Con mia madre avevo un rapporto unico. Speciale. Non lo dico solo ora che non c'è più. Lei lo ha sempre saputo. La consideravo la mia migliore amica. Passavo ore sul divano a parlare con lei. C'era un bellissimo rapporto di fiducia. Decido ad un certo punto di non essere triste e reagire. Mi butto nello studio con l'obiettivo di laurearmi in corso, pur continuando a lavorare nel ristorante.

Stabilisco degli obiettivi. Traguardi con delle scadenze. Forse un modo per non pensare, per tenere la mia mente occupata, per deviare l'attenzione su altro, non soffermandomi così a quello che mi era appena successo.

Dopo questo episodio le prime macchie bianche sono iniziate a comparire sulla mia pelle. All'inizio non sapevo che cosa fossero. Pensavo fossero dei funghi della pelle ai quali sono stato spesso predisposta. Con il tempo le macchie non se ne andavano e con il sole non si abbronzavano ma si arrossavano. Ero così presa tra lavoro e studio che alle macchie non ci pensavo, anche perché non avendo il tempo di abbronzarmi, si vedevano lievemente. Un giorno incontro una signora che era piena di macchie su tutto il volto. Tramite lei ho scoperto di avere la vitiligine! Fisso l'appuntamento con il dermatologo ed inizio le mie prime sedute di fototerapia.

Dopo 6 anni di solita routine, decido di cambiare vita e parto per gli Stati Uniti: Miami, dove trascorro 3 mesi. Con il sole della Florida le mie macchie bianche diventano un problema ai miei occhi. Non si abbronzavano e la differenza di colore tra la pelle abbronzata e le macchie era spaventosamente evidente. Mi concedo del tempo ed inizio a leggere su siti in italiano che cosa fosse la vitiligine, perché viene, come si cura, quali sono i possibili rimedi, ma mi rendo conto che il materiale in italiano non è moltissimo. Al mio rientro in Italia sono stata da più dottori: da un dermatologo a Firenze, da un naturopata a San Remo, da un iridologo a Verona, con scarsi successi.

Il mio inglese inizia a migliorare, così invece di digitare la parola "VITILIGINE" inizio a digitarla in inglese: "VITILIGO". Ed un mondo enorme mi si è aperto, tanto che leggere sulla "vitiligo" è diventata la mia passione.

I tre mesi di Miami diventano due anni ai quali si aggiungono altri due anni a Tampa, un'altra città della Florida.

Ora vivo più in America che in Italia. Per lavoro viaggio molto ed in tutti i miei lunghi viaggi e nel tempo libero ho iniziato a leggere sulla vitiligine in inglese scoprendo le moltissime teorie esistenti nelle varie culture.

Ed è così che ho cominciato a sognare di raggruppare tutto ciò che ho letto in unico libro da condividere con le oltre 600 mila persone italiane affette da vitiligine.

Ho iniziato ad adottare una dieta sana senza glutine e senza latticini. Ad utilizzare prodotti per la pelle biologici, naturali e senza parabeni. Anche la nostra pelle "mangia", quindi la dobbiamo nutrire. Per esempio utilizzo olio di cocco non filtrato ricco di vitamina E o olio extravergine di oliva. Per lavarmi i capelli utilizzo aceto di sidro di mela.

Ho iniziato a fare sport per liberare la mia mente, a camminare all'aria aperta nelle giornate di sole per stimolare la ghiandola pineale e a dare un senso alla mia vita che vada oltre l'aspetto fisico.

È importante riuscire a darsi un valore che vada oltre all'estetica. Riuscire a capire le ragioni più profonde per cui siamo al mondo. Tutti noi sappiamo fare qualcosa, e lo possiamo fare trovando appagamento e soddisfazione anche se le nostre mani ed il nostro corpo sono maculati. E nel frattempo attireremo l'attenzione e l'interesse di persone che apprezzano quello che siamo riusciti a fare.

Le nostre mani possono creare, possono toccare. Pensiamo a chi le mani non le ha. Dobbiamo sempre pensare che noi siamo più fortunati rispetto a qualcun altro.

Sarebbe sicuramente stato più semplice se le persone con vitiligine avessero costituito una categoria a sé stante conosciuta ed accettata al pari di quelle degli individui "bianchi" o "di colore". Oppure se Michael Jackson con la sua popolarità, invece che depigmentare la sua pelle cercando di diventare bianco, avesse deciso di rimanere con le sue macchie facendo conoscere al mondo questa condizione non contagiosa.

Ho sempre pensato che ad ogni cosa c'è un perché e quindi ho deciso: visto che ho la vitiligine, porto avanti il desiderio di un libro sull'argomento, con lo scopo di aiutare tutti coloro che ne sono affetti ad accettarsi ed andare avanti con forza ed entusiasmo con le loro vite.

Lavoro molto ed il tempo è poco. Ho deciso di iniziare con questo progetto, abbozzando tutti i punti principali che volevo il libro toccasse, creando così una lista di contenuti da sviluppare. Per lavoro ricevo parecchie e-mail di offerte e proposte di collaborazione da persone italiane alla ricerca di nuove possibilità e opportunità negli Stati Uniti. Un giorno ricevo un messaggio su facebook. Un messaggio diverso da tutti gli altri. Questa messaggio raccontava di un sentimento d'amore all'insegna della musica da parte di Alessandro, un pianista siculo-nipponico, per una pianista serba che, avendo vinto una borsa di studio, si è trasferita a Tampa. Alessandro sarebbe stato disposto a tutto per ottenere anche solo un'altra uscita con quella ragazza così speciale che era andato a conoscere di persona a Belgrado qualche settimana prima. Il modo in cui questo messaggio è stato scritto mi ha colpito talmente tanto da pensare dopo qualche mese che lui, Alessandro Graceffo, potesse essere la persona perfetta per aiutarmi a scrivere il libro.

E così è stato! Dopo quel suo messaggio e la mia proposta, ci siamo conosciuti qui a Tampa. Sono andata a prenderlo all'aeroporto ed è così nata ufficialmente questa nostra prima creazione.

Spero che questo libro possa esservi d'aiuto non solo a titolo informativo, ma anche per accettare e vivere al meglio, serenamente, questo disagio epidermico. Proprio per questo, nelle prossime pagine, ho deciso di raccontare chi sono, parte della mia vita e parte dei miei progetti il tutto fatto con " zampe maculate " che, quando ne sento il bisogno copro per non vedere.

CHI SONO :

Sono Erica Chemolli, anno 1984, nata a Riva del Garda nella provincia di Trento. Ho frequentato il liceo psico-socio-pedagogico e mi sono laureata in Psicologia Cognitiva Applicata. Mi definisco un vulcano in eruzione. sempre carica di molta energia e con tantissima voglia di fare e creare.

" If you can dream it, you can do it" [Se lo puoi sognare, lo puoi fare] Walt Disney

All'eta' di 20 anni ho iniziato un'esperienza lavorativa molto impegnativa: la gestione di un ristorante sul Lago di Garda. Ricordo ancora il primo giorno. Di vino non ne sapevo niente. Dovevo mettere le bottiglie contro luce per vedere se il vino era bianco o rosso! E con la voglia di saper rispondere alle richieste dei clienti "gradirei un vino morbido e strutturato", "una grappa secca ma non troppo aggressiva", è nata la passione, la passione per il mondo dell'enogastronomia. Ho frequentato il corso di sommelier dove ho imparato moltissime cose. Ho capito che il vino ha un suo mondo, che il vino è vivo e che molte persone amano il vino, una sorta di hobby, disposte a pagare moltissimi euro pur di assaggiare una bottiglia di una specifica annata.

" Perseverance & determination are omnipotent" [La perseveranza e la determinazione sono onnipotenti] Calvin Coolidge

Ho sempre lavorato mentre studiavo e non è stata cosa facile! Passavo notti intere a studiare pur di riuscire a far l'esame il giorno dopo. Sono riuscita a laurearmi in corso, ma che fatica! L'ultima data disponibile per non essere fuori corso era il 22 Marzo 2007. Il mio docente, molto interessato dall'argomento che avevo selezionato, mi aveva chiesto di prendermi più' tempo per poter fare un lavoro migliore. Testarda, ho detto NO! Non volevo essere fuori corso! Lavoravo, studiavo e in nemmeno due mesi ho composto la tesi, laureandomi quindi in corso.

" Ideas are immortal" [Le idee sono immortali] Walter Lippman

Cosi, affascinata dal vino, dalle analisi visive ed olfattive e dai movimenti rotondeggianti che i clienti facevano prima di degustarne un bicchiere mi è sorta una domanda: può' il colore di un vino influenzare la percezione visiva, olfattiva e di sapore del vino stesso ad un soggetto esperto, quale enologo o/e sommelier? Proprio su questa domanda ho sviluppato la mia tesi di laurea che ha riscosso grande successo, tanto che mi è stato chiesto di pubblicarla.

"Never, never, never give up " [Mai, mai, mai arrenderti] W. Churchill

Erica si trasforma e da ragazza diventa Donna. 16 Ottobre 2006, una data che non potrò' mai dimenticare. Sentirsi protagonista di un film che non avrei mai voluto vedere. Ho perso mia madre in un'incidente stradale, mentre la stavo aspettando. Da quel giorno tutto è cambiato.

"Luck is what happens when preparation meets opportunity" [La fortuna e 'ciò che accade quando la preparazione incontra l'opportunità] Seneca

Ho sempre pensato che a tutto nella vita c'è un perché'. Che niente succede per caso anche se in un primo momento tutto può sembrare strano. La mia avventura al ristorante dopo 6 anni finisce. Ne segue una breve fase di indecisione nel pensare a quale potrebbe essere stato il prossimo capitolo della mia vita. Una luce si accende, e mi fa ritornare a un tavolo che ero solita servire ormai ad occhi chiusi. Larry & Carol, una coppia Italo-Americana che si divideva tra Miami ed il Lago di Garda. A suo tempo, impressionati dalla cucina a Km 0, dalla scelta degli ingredienti, dalla ricerca dei dettagli e della cura dei particolari, si erano offerti di aiutarmi ad aprire un ristorante a Miami Beach. Faccio una ricerca online, trovo il loro contatto e inizio a scrivere la prima email. Tutto sembra scorrere, tutto sembra fluire. It's the right timing! Aprile 2011 parto per Miami Beach. Dopo Alcuni mesi riesco ad ottenere un visto lavorativo H1B grazie alla conversione degli studi universitari fatti in Italia, dall'esperienza Erasmus fatta in Belgio e dall'esperienza lavorativa che mi hanno permesso di ottenere un Bachelor degree in USA. Ho vissuto due anni a Miami Beach ma ora mi sono trasferita a Tampa per essere più vicina alla base militare di MaCDill, AFB, dove avevamo un contratto per prodotti italiani.

" Est Deus In Nobis; agitante calescimus illo" [C'e' in noi un dio; quando ci sommuove, via via ci riscaldiamo] Ovidio

Sono Co-Owners (comproprietaria) di tre aziende americane che si occupano dei seguenti aspetti:

- Food Importer: Mercato militare

Vendiamo prodotti italiani all'interno delle basi militari americane in Europa e negli Stati Uniti. Attualmente siamo presenti in più di 150 basi world-wide con una rete di 30 brokers. Rappresentiamo per esempio la Rigoni di Asiago Spa con i loro prodotti biologici. Il pastificio Felicetti produce la pasta per noi che marchiamo con il logo Gourmet Italia.

- Food Importer: Mercato Civile (Food Service & Retail Market)

Rappresentiamo aziende italiane come exclusive importer e fungiamo da US Agent. Siamo in grado di certificare l'azienda con l'ottenimento del FDA code, requisito fondamentale per poter esportare. Trasformiamo le "labels" italiane ed i valori nutrizionali in "Nutrition Facts". Ci occupiamo del trasporto oltre oceano, del trasporto interno e siamo dotati di magazzino con multi temperature (dry & frozen). Organizziamo fiere come per esempio il The Pizza Expo Show a Las Vegas oppure altre fiere dedicate al Food Service a Houston o Dallas.

- Wine Importer

A breve si inizierà ad importare vini Italiani, visto che abbiamo appena ottenuto la licenza per poter importare e vendere vino negli Stati Uniti.

- Gourmet Italia Online Store: E-Commerce Project - Ceo & Founder

Una piattaforma gratuita con sede in USA per tutte le piccole-medie aziende Italiane che producono all'insegna della qualità' con nessun compromesso nella scelta degli ingredienti. L'obiettivo è di creare un negozio online delle vere eccellenze italiane. Aiutare piccole aziende che non hanno né la forza economica né la forza organizzativa per espandersi negli Stati Uniti. Il progetto è stato selezionato dell'Entrepreneurship Center dell'Universita' di Tampa

- Gourmet Italia Concept Store : Negozio Bistro' delle eccellenze italiane - Founder

Abbiamo appena aperto il primo Gourmet Italia Concept Store In Downtown Tampa in Florida, con l'obiettivo di espanderci creando una catena di delizie Italiane sane e genuine, preparate fresche ogni giorno, con la possibilità di acquistare vini e prodotti importati direttamente dall'Italia.

La nostra Filosofia: rappresentiamo soltanto prodotti in cui crediamo, sani, salutari e in gran parte biologici. Ippocrate ha sempre detto " Fa che il cibo sia la tua medicina e che la medicina sia il tuo cibo", Feuerbach diceva " Noi siamo quello che mangiamo". Io lavoro seguendo la loro filosofia.

"The sky is the limit" [L'unico limite è il cielo/

Non smettere mai di sognare, cerca di capire per che cosa sei nato a fare, dai un senso alla tua vita, pensa in grande, proponiti degli obiettivi, mettili a fuoco, mirali e lavora sodo per colpirli. La vita spesso è nelle tue mani, ricca di possibilità, di progetti e di cambiamenti. Cerca di accoglierli. E smettila di dire che gli altri sono sempre più fortunati di te. Non sempre lo sono, alle volte sei tu più fortunato di loro. Mettiti in gioco. Converti l'energia negativa in positiva. Converti le lamentele in voglia di fare. La vita è una. E' breve. E non dire che ormai è troppo tardi. Non è mai troppo tardi! Cogli l'attimo!

www.gourmet-italia.com
erica@gourmet-italia.com

PRIMA PARTE

Che cos'è la Vitiligine?

La vitiligine, in dermatologia nota anche col termine scientifico *Chloasma album*, è un'alterazione cutanea caratterizzata da chiazze non pigmentate, ovvero macchie bianche che tendono, in maniera irregolare ma spesso simmetrica, ad aumentare in dimensioni ed in numero con la possibilità di confluire le une con le altre, talvolta in forme bizzarre. Si calcola che lo 0.5-2% della popolazione mondiale ne sia affetto, senza significative differenze di sesso o etnia. Il colore della nostra pelle è notoriamente legato in gran parte alla melanina, tramite un rapporto di proporzionalità diretta: maggiore è la concentrazione di tale pigmento, più scura appare la pelle. Nei soggetti affetti da vitiligine, ed in particolare nelle zone dove manca la fisiologica colorazione della pelle, la melanina non viene più prodotta dai melanociti, in quanto queste cellule risultano numericamente ridotte (dando luogo alle cosiddette "chiazze ipocromiche") o del tutto assenti (causando in questo caso le "chiazze acromiche"). Le chiazze di vitiligine si distinguono per la presenza di bordi netti, ben definiti rispetto alla cute sana circostante: peculiarità che la differenzia da altre forme di ipomelanosi (tra le quali l'ipomelanosi guttata di Costa, l'acromelanosi albo punctata di Siemens, l'amiloidosi discromica di Morishima, la pitiriasi alba, la pitiriasi versicolor e la sifilide secondaria). Nelle regioni acromiche normalmente ricoperte da peli (come il cuoio capelluto ed il pube), questi risultano decolorati. In quanto riconducibile ad una condizione benigna, ossia priva di sintomi sistemici e di conseguenze letali, la vitiligine secondo molti studiosi potrebbe non essere considerata una vera malattia. Tuttavia le conseguenze e le ripercussioni psicologiche, emotive e di disagio sociale costantemente riscontrate in chi ne soffre, non possono che suscitare una particolare e completa attenzione nei confronti di questa rara anomalia cutanea. La diagnosi di depressione associata alla vitiligine è infatti abbastanza frequente e non così rare purtroppo, risultano tutt'oggi le ostracizzazioni sociali, particolarmente nei Paesi più poveri: in India, per citare un esempio lampante, le chiazze di vitiligine sono malviste per via della tanto immediata quanto errata associazione alla lebbra, con le relative implicazioni volte all'emarginazione che ne derivano. Ciò risulta quanto meno curioso, se si considera che le prime descrizioni di macchie depigmentate della pelle, si trovano proprio in un testo induista scritto in sanscrito vedico – l'*Atharvaveda* – di oltre 3500 anni fa...parallelamente e al pari di testimonianze scritte provenienti dall'Antico Egitto, la cui conoscenza in campo medico è da sempre celeberrima e oggetto di ammirazione e stupore profondi, anche tra i più moderni ed eminenti esponenti della scienza cara ad Ippocrate. In particolare, nello scritto egiziano *Ebers Papyrus,* la vitiligine viene descritta con l'accortezza di distinguerla dalla lebbra. Nell'Antico Testamento invece, si fa più volte riferimento a delle non meglio identificate "macchie bianche", ritenute simboli d'impurità, verosimilmente attribuibili ad altrettante e differenti malattie della pelle: considerata l'importanza storico-culturale e sociale del testo citato, tale generalizzazione basterebbe da sola a spiegare secoli di discriminazioni a carico dei soggetti affetti da vitiligine. In ogni caso, come si avrà modo di constatare nel corso della lettura di questo libro, molteplici sono gli insegnamenti giunti a noi dalle diverse culture – più o meno lontane nel tempo – di cui l'essere umano può beneficiare. Nonostante le radici gnoseologiche della vitiligine affondino nel passato remoto delle culture indiana, egiziana e biblica, l'origine etimologica del suo nome proviene, come di frequente in campo medico, dal latino. Il termine "vitiligo" da cui nasce, è a sua volta riconducibile addirittura a due possibili interpretazioni: una lo farebbe derivare da "vitium" nell'accezione di "macchia" o "imperfezione", l'altra si collega a "vitulus", in riferimento all'aspetto bianco e lucido della carne di vitello. A dispetto della paternità del termine, l'Europa ignorò totalmente fino a Medioevo inoltrato e concluso l'esistenza della vitiligine, almeno come dermopatia a sé stante. Fu necessario l'arrivo del sedicesimo secolo ed in particolare, il consolidamento del clima di rinnovamento radicale veicolato dal Rinascimento già da oltre un secolo, per far sì che la vitiligine avesse finalmente un'identità ontologica ed etimologica definitiva. Il filologo e medico forlivese Girolamo Mercuriale (1530-1606), nel suo *De morbis cutaneis,* descrive la vitiligine distinguendola dagli altri disordini cutanei e ricercandone al contempo le cause. Per Mercuriale ad ogni modo, qualsiasi tipo di macchia o anomalia cutanea era un'inezia, se relazionato alle epidemie di peste, tifo e colera che caratterizzarono drammaticamente quel periodo, giungendo a sterminare decine di migliaia di persone nel giro di pochi giorni. Forse è anche per questo motivo che nella sua opera non si riscontrano eccezionali pregi intrinseci (soprattutto per un lettore moderno); tuttavia gli va riconosciuto il grande merito di aver fatto uscire la vitiligine dall'anonimato in un trattato che, cronologicamente, risulta essere il primo nella storia della dermatologia.

Quali sono le cause?

Nel 1879 Moritz Kaposi osservò e descrisse per la prima volta il nesso tra la vitiligine e la mancanza di granuli di pigmento nella rete cellulare profonda, nonché l'iperpigmentazione ai bordi delle macchie bianche. Come già accennato, il colore della nostra pelle è legato principalmente alla melanina, una sostanza bruna prodotta da una specifica cellula chiamata melanocita. La formazione e l'espansione delle chiazze è senza dubbio associabile ad una progressiva scomparsa dei melanociti, che risultano dunque essere i "bersagli" della vitiligine. Ne consegue una mancanza di melanina che si manifesta esteriormente col caratteristico bianco della pelle. Tra le svariate cause ipotizzate circa la scomparsa dei melanociti in presenza della vitiligine, quella che da molto tempo a questa parte gode di maggior credito nella comunità medico-scientifica è senz'altro la **teoria autoimmune**. L'autoimmunità è un processo patologico, spesso cronico, per il quale il sistema immunitario attiva i suoi meccanismi nei confronti di molecole, cellule e strutture (riconosciute in modo errato come corpi invasori) dello stesso organismo al quale esso appartiene. Tra i riscontri clinici che sembrerebbero avallare tale teoria, si osservano i seguenti dati ricorrenti:

- Presenza elevata di autoanticorpi organo-specifici pari al 20-30%.
- Presenza di anticorpi antimelanociti, correlati sia con l'estensione che con l'attività della vitiligine.
- Sistematicità della vitiligine, per la quale ogni distretto organico che presenti melanociti potrebbe essere interessato dalla malattia.
- Risposta terapeutica a trattamenti di tipo immunosoppressivo.
- Associazione frequente con altre malattie autoimmuni, quali patologie tiroidee (tiroidite di Hashimoto, malattia di Graves), malattia di Addison (deficit dell'ormone corticosteroideo insufficientemente secreto dalla ghiandola surrenale), diabete mellito insulino-dipendente, alopecia areata, anemia perniciosa (incapacità dell'organismo di assorbire la vitamina B12 con conseguente abbassamento del livello dei globuli rossi).

I melanociti, come tutte le cellule, nascono, crescono e muoiono. Il loro ciclo di ricambio ha sede nello strato più esterno della pelle, l'epidermide, nei cui bulbi piliferi sono localizzate le cosiddette "nicchie staminali": in queste aree della cute i melanociti staminali generano i melanociti. Secondo le più recenti ricerche, l'attacco autoimmunitario che caratterizzerebbe la vitiligine colpisce proprio i melanociti staminali, bloccando così dalla base sia la formazione che il ricambio dei melanociti adulti. L'**ipotesi neurogenica** si focalizza sulle cellule nervose, il cui eventuale funzionamento anomalo potrebbe provocare, da parte delle terminazioni nervose periferiche, il rilascio di uno o diversi mediatori neurochimici tossici, in grado di inibire la melanogenesi o di distruggere i melanociti. Osservando attentamente e profondamente le chiazze di vitiligine, alcuni studiosi hanno notato in particolare un'alterazione strutturale dei nervi dermici, che lascerebbe trapelare l'alternanza di processi degenerativi e rigenerativi. Altri studi hanno evidenziato invece un accumulo di prodotti metabolici intermedi citotossici (noti come composti fenolici) capaci di annientare i melanociti. Tale intoppo sarebbe imputabile ad un difetto nel meccanismo di difesa naturale nel corso del processo di formazione della melanina: questa è, in sintesi, l'**ipotesi autocitotossica**. L'**ipotesi genetica**, infine, si basa sulla possibilità semplice quanto ineluttabile, di un'intrinseca anormalità dei melanociti, per la quale una serie di fattori ambientali influirebbe significativamente in negativo sulla loro capacità di crescere e di diversificarsi. Un dato a supporto di questa ipotesi è rappresentato da un ricorrente 30% di soggetti che dichiara di condividere la vitiligine con membri della propria famiglia, quasi ad indicarne un legame genetico. Bisogna tuttavia notare che ciascuna di queste teorie, presentando elementi solo parziali rispetto a questa rara e complessa anomalia cutanea che è la vitiligine, risulta più o meno lontana dal potersi ritenere completa e soddisfacente, quindi definitiva: questa riflessione può, anzi deve essere intesa come motivo maggiore di speranza, sia di miglioramento della propria condizione personale, sia perché no, anche di guarigione. Come si vedrà nei contenuti delle pagine successive, un'informazione che sia più vasta possibile, sempre accompagnata da una grande forza di volontà e da un sano ottimismo, può fare miracoli. Anche e soprattutto nei confronti di quei "pochi" che, di veramente raro, hanno più un cuore che una malattia.

Vitiligine e Tiroide

Nonostante il meccanismo dell'attività degli ormoni tiroidei sulla cute risulti ancora non del tutto spiegato, è comunque noto l'insieme degli effetti fondamentali dei primi circa lo sviluppo ed il corretto mantenimento fisiologico della seconda. Nello specifico, gli ormoni tiroidei siglati T3 e T4, in sinergia con la calcitonina, giocano un ruolo primario nella regolazione delle normali funzioni cutanee quali il consumo di ossigeno, la sintesi proteica a livello epidermico, lo spessore cutaneo, la crescita dei capelli, la secrezione sebacea, la regolazione della divisione, della differenziazione e del ricambio cellulare. Si può quindi facilmente dedurre che la comparsa di eventuali alterazioni della cute delinei potenzialmente un concomitante stato di malfunzionamento della ghiandola tiroidea, riconducibile in particolare a fenomeni di ipertiroidismo o ipotiroidismo correlati alle tireopatie autoimmuni: il che sarebbe già sufficiente a tracciare un ponte immaginario che ci ricollega al tema principale, la vitiligine, la cui patogenesi per quanto incerta, sembrerebbe privilegiare l'ipotesi autoimmunitaria. Se a ciò si aggiunge l'evidenza di numerosi studi clinici che attestano un elevato numero di autoanticorpi antitiroide circolanti nei soggetti affetti da vitiligine, oltre che una frequente comparsa della stessa vitiligine antecedente rispetto al manifestarsi della tireopatia, il nesso fra le due anomalie diventa tutt'altro che immaginario. Tra le tireopatie autoimmuni correlabili alla vitiligine spiccano sicuramente la **Tiroidite di Hashimoto**, che rappresenta la maggiore causa di ipotiroidismo, e il**Morbo di Basedow** per quanto concerne l'ipertiroidismo. Malgrado la vitiligine dunque possa precedere questo tipo di disordine endocrino e si osservino, in tal caso, alcuni innegabili, rispettivi elementi di una realtà comune, il fatto che il trattamento della disfunzione tiroidea non sembri avere alcun effetto sulle chiazze bianche ci suggerirebbe in ultima analisi, l'indipendenza di queste (due) anomalie autoimmuni.

Vitiligine e gruppo sanguigno

Partendo dal presupposto secondo il quale l'eziologia della vitiligine è da ascrivere nell'ambito autoimmunitario, non si può non tener conto di quanto ciascuno dei quattro gruppi sanguigni sia strettamente legato ai meccanismi di difesa dell'organismo. Le nostre difese immunitarie si attivano in presenza di sostanze chimiche chiamate "antigeni", i quali possono essere accettati o, se riconosciuti come estranei e quindi potenzialmente nocivi, eliminati o neutralizzati tramite gli anticorpi. Tra i numerosi antigeni presenti nel nostro organismo, quelli correlati al sangue

6

(caratterizzando la superficie dei suoi globuli rossi) sono tra i più potenti, ed è proprio la loro presenza a determinare i quattro gruppi sanguigni:

- **Gruppo 0**: nessun antigene, anticorpi anti-A e anti-B.
- **Gruppo A**: antigene A, anticorpi anti-B.
- **Gruppo B**: antigene B, anticorpi anti-A.
- **Gruppo AB**: antigene A e B.

Al contatto con un corpo sospetto ed il suo antigene, il sistema immunitario consulta innanzitutto l'antigene del rispettivo gruppo sanguigno per stabilirne la compatibilità o meno. Quando per esempio si verifica un'errata trasfusione di sangue, il sistema immunitario si attiva immediatamente producendo anticorpi al fine di bloccare le cellule del sangue estraneo, inducendole a raggrupparsi secondo un fenomeno noto come "agglutinazione": in questo caso però, l'emolisi acuta e la formazione di massicci coaguli di sangue risultano letali. Nei casi più comuni che annoverano tra gli intrusi virus e batteri, i piccoli ammassi derivanti dall'agglutinazione tendono a precipitare e ad essere eliminati più o meno celermente. Anche il cibo contiene e veicola diversi antigeni, che a seguito di eccessive, improprie o anomale assunzioni potrebbero sensibilizzare il sistema immunitario, acuendone se non addirittura causandone, malattie autoimmuni quali probabilmente la vitiligine. In particolare, le piante e gli alimenti contengono **lectine**, proteine che si legano a zuccheri specifici o complessi di zucchero presenti sulla parte esterna di tutte le cellule, globuli rossi compresi. Esse presentano inoltre la caratteristica di agglutinare direttamente i globuli rossi e per questo motivo sono note anche come "agglutinine", o in maniera ancor più eloquente, "emoagglutinine". Soprattutto in base allo specifico gruppo sanguigno, certe lectine alimentari provocherebbero o accentuerebbero dunque, secondo alcuni studiosi, diversi problemi di salute: la **Dieta del gruppo sanguigno** si propone come risoluzione o aggiramento di tale inconveniente, partendo dall'ipotesi che tra cibo e sangue intercorra sia una relazione che una reazione di tipo chimico, i cui effetti sarebbero subordinati al nostro specifico corredo genetico. Il sistema immunitario infatti, conserverebbe un'intrinseca affinità elettiva verso gli alimenti base dei nostri antenati primitivi, sempre relativamente ai quattro differenti gruppi sanguigni. La dieta del gruppo sanguigno, accennata da James D'Adamo e sviluppata da suo figlio Peter, si struttura su un'ipotesi dalle tinte decisamente antropologiche, che rapporta in maniera graduale e diretta il sorgere di ciascuno dei quattro gruppi sanguigni al conseguente adattamento dell'alimentazione. O viceversa. Secondo tale teoria, dalla comparsa sulla Terra dell'Uomo sino a 300.000 anni fa, il solo gruppo sanguigno imperante è quello 0, in concomitanza di una dieta ricca di proteine della carne accompagnata da erbe e frutta selvatiche, che rende particolarmente forte il sistema immunitario. Quando l'essere umano da cacciatore e nomade diventa stanziale ed agricoltore nasce il gruppo A, con difese immunitarie incrementate da un prevalente consumo di cereali. In corrispondenza di considerevoli migrazioni da aree calde del pianeta a zone climatiche fredde come l'Himalaya, l'India ed il Pakistan, si sviluppa il gruppo B, raro nell'Europa occidentale: l'evento coinvolge popolazioni nomadi dedite alla pastorizia che consumano principalmente carne ovina e derivati del latte. Il gruppo AB, definito "enigmatico" da Peter D'Adamo, si manifesta per ultimo nella storia dell'Uomo, e possiede la peculiarità di poter ricevere da tutti ma donare solo a sé stesso. Presentando sia l'antigene A che B, richiede una particolare moderazione nell'alimentazione.

In base alla teoria appena sintetizzata, l'assunzione tramite cibo di determinate lectine potrebbe risultare nociva per il nostro organismo a seconda del gruppo sanguigno, in quanto esse presentano caratteristiche del tutto simili a quelle degli antigeni A e B. Per esempio, il latte ed i suoi derivati contengono lectine paragonabili agli antigeni B, per cui l'assunzione da parte di un soggetto con gruppo sanguigno A darà luogo ai meccanismi di agglutinazione nel sangue che denotano l'incompatibilità. Pur tenendo conto del fatto che il 95% delle lectine alimentari viene smaltito dall'organismo, quel 5% che raggiunge il sangue resta comunque più che sufficiente per agglutinare un grandissimo numero di cellule, innescando altresì un processo di distruzione di globuli rossi e bianchi che può scatenare negli organi colpiti (pelle inclusa) le più disparate reazioni. Una delle lectine più famose è senz'altro il glutine, causa di uno dei più diffusi ed evidenti fenomeni d'intolleranza alimentare che sembra collegarsi anche alla vitiligine: è infatti piuttosto frequente il consiglio da parte dei dermatologi, di evitare cereali e farine che contengano tale lectina. Per quanto riguarda la dieta dei gruppi sanguigni, specie se applicata rigorosamente, è necessario far notare come tuttavia, siano più gli scettici ed i critici in campo medico che i sostenitori. In particolare si mette in dubbio il principio antropologico dal quale prende spunto fino ad arrivare a sconsigliarla, in quanto secondo i contestatori, sarebbe più dannosa che benefica. Come per la maggior parte degli aspetti della vita umana anche in questo caso forse, la soluzione migliore è rappresentata dal propendere per una via di mezzo, che sia quanto più equilibrata possibile e respinga ogni forma di eccesso. Il punto di partenza è una constatazione semplice, relativa ad una realtà complessa: considerando la pelle come un organo del corpo umano che opera sinergicamente ed in completa armonia con esso, è palese che un miglioramento complessivo della salute che includa la purificazione del sangue così come l'attività fisica regolare ed un approccio mentale positivo, non può che arrecare giovamento alle condizioni specifiche di ogni organo, pelle compresa. In questo senso, una vasta conoscenza dei diversi alimenti e delle rispettive proprietà acquisisce un ruolo centrale di cui sveleremo i segreti volta per volta.

Vitiligine e psiche: pelle riflesso dell'anima

«In tutti gli uomini è la mente che dirige il corpo verso la salute o verso la malattia, come verso tutti gli altri aspetti della vita».
- Antifonte, V secolo a.C.

Nel finale dell'atto conclusivo del *Tristan und Isolde* wagneriano, Isotta, pervasa da un'angoscia straziante per l'ingiusta ed inaccettabile morte del suo amato, trasfigura il suo inimmaginabile, folle dolore in una visione metafisica. In una dimensione misteriosa infatti, percepisce nitidamente Tristano, consegnando ad un canto sublime e struggente la descrizione del momento forse più toccante nella storia della musica: il suo canto si protrae quasi ad invocare una morte d'amore, la celebre *liebestod,* che alla fine la coglie quando il suo ultimo acuto annienta ogni residua forza materiale e la proietta, per i più romantici sognatori, tra le braccia di Tristano in quel mondo migliore dove potranno finalmente condividere il loro amore eterno... Il motivo di questa digressione musicale non è ovviamente fine a sé stesso, ma legato ad un parallelismo (si spera efficace) con la vitiligine: spesso i soggetti che sviluppano le macchie bianche hanno infatti un rapporto conflittuale verso certi aspetti della realtà, che si palesa soprattutto in determinate relazioni sociali diventando un motivo di sofferenza tale da portare a colpire, inconsciamente, il proprio corpo. Se per la sensibile Isotta l'espressione del disagio è affidata ad un canto fatale, le chiazze bianche (per fortuna non letali) rappresentano l'esternazione fisica di travagliate vicende interiori per certi individui affetti da vitiligine altrettanto sensibili. Non a caso la pelle condivide con il sistema nervoso la stessa origine, in quel foglietto embrionale chiamato ectoderma. Rivestendo esternamente l'intero corpo umano, ne traccia i confini materiali configurandosi al contempo come interfaccia tra il singolo e l'ambiente circostante. In qualità di strumento sensoriale e protettivo, straordinariamente innervato e irrorato su tutta l'intera superficie, traduce gli stimoli provenienti dall'esterno in sensazioni quali caldo e freddo, formicolio, dolore, prurito...ma allo stesso modo può elaborare questi stessi effetti come conseguenza del nostro stato interiore, dei nostri sentimenti. Sperimentiamo la cosiddetta "pelle d'oca" sia quando percepiamo una temperatura esterna bassa, sia quando ad esempio abbiamo paura o proviamo un'emozione particolarmente intensa, da "brivido", così come percepiamo formicolio, arrossiamo e sudiamo non solo per la calura estiva e la traspirazione ma anche quando siamo in ansia, eccitati o innamorati. Nessun organo è tanto reattivo quanto la pelle nei confronti di un qualsiasi evento emotivo. Essa memorizza e conserva il nostro vissuto di esperienze ed emozioni, e ben simboleggia il concetto di rinnovamento tramite la sua perfetta capacità di cicatrizzarsi e ricostituirsi. Nel momento in cui questo complesso e affascinante meccanismo però si spinge oltre, incanalando le più sottili sfumature ed inquietudini dello spirito e manifestandole sotto forma di anomalie cutanee, si entra nel campo della psicosomatica. Il principio di questa branca della psicologia clinica risiede proprio nella visione dell'essere umano quale inscindibile unità psicofisica, secondo l'idea olistica che considera la sommatoria funzionale delle parti superiore rispetto alla somma delle prestazioni di una parte presa individualmente. Uno sguardo retrospettivo agli albori di questa scienza è illuminante: la medicina pitagorica rintracciava la fonte del malessere generale nella rottura dell'equilibrio armonico dell'organismo, laddove Ippocrate additava lo squilibrio degli umori come il principale responsabile. Tale antica e saggia verità diviene ancor più emblematica in riferimento alle patologie cutanee, dal momento che la pelle è l'unico organo direttamente connesso a tutte le funzioni del corpo e della mente. La vitiligine viene spesso associata ad un tentativo di cambiare pelle, ad un ideale quanto profondamente reale, bisogno catartico. Un significativo 70% dei pazienti affetti da vitiligine mette in risalto come intercorra un periodo di due o tre settimane tra un evento emotivamente traumatico o stressante e l'insorgere delle macchie. Di notevole interesse risultano quei casi nei quali si instaurerebbe un preciso nesso psicofisico intercorrente tra degli specifici rapporti affettivi e la localizzazione delle macchie, che diverrebbe tutt'altro che fortuita: è noto il caso della donna che, in seguito al lavaggio delle lenzuola sulle quali si era verificato l'aborto della fidanzata del figlio, ha sviluppato entro poche ore la vitiligine sulle mani; altrettanto rivelatoria è la vitiligine che colpisce l'area genitale di uomini che subiscono un tradimento, così come quella che prende di mira l'addome delle donne che vivono negativamente la gravidanza, non accettandola. Questi caratteristici episodi, lungi dal rischio di essere trattati al pari di aneddoti di una casistica marginale, spostano l'attenzione e si spera anche il campo d'indagine, sulla componente psico-neuro-endocrina del sistema immunitario. Se le cause psicosomatiche della vitiligine – pur dii frequente disegnando i contorni di una realtà tanto chiara quanto le macchie – richiedono e meritano ricerche più approfondite, risultano invece ampiamente appurate le conseguenze psicologiche: per molti costituisce un vero e proprio marchio deturpante a livello estetico, ancor più inaccettabile perché sovente ritenuto socialmente pregiudizievole e quindi, pesantemente limitante. Le più svariate reazioni da parte di chi convive con la vitiligine, sono riconducibili in buona parte a tre modelli comportamentali: la "padronanza attiva" è tipica di chi, come in quest'istante, si informa alacremente e con spirito costruttivo circa le cause delle proprie chiazze bianche; più raro è il soggetto definibile "accettatore naturale", che non nasconde la sua vitiligine né tantomeno se ne vergogna, anzi la mostra di buon grado come nel recente caso della modella Chantelle Winnie (conosciuta anche come Winnie Harlow), divenuta una nuova icona di bellezza; del tutto opposto è l'atteggiamento di coloro i quali, in seguito a tentativi insoddisfacenti di nascondere le macchie, tendono sempre più ad isolarsi dal mondo avvicinandosi pericolosamente al baratro della depressione. Purtroppo, quest'ultima categoria di pazienti è piuttosto densamente rappresentata, e l'idea di chiamare in causa uno psicologo o uno psichiatra è tutt'altro che scontata o semplice: non è da escludere che alcuni tra i soggetti più sensibili possano vagliare in alternativa, addirittura la soluzione estrema del suicidio. Per questa delicatissima ragione, qualora l'intervento psicologico si rivelasse indispensabile, è raccomandabile una preventiva consultazione coordinata fra il paziente e contemporaneamente, le due figure professionali del dermatologo e dello psicologo/psichiatra. A sostegno dell'estrema cautela nell'adottare questa scelta, è di particolare importanza esaminare quella componente intrinseca che farebbe della vitiligine proprio un'alternativa somatizzante ad uno squilibrio interiore che, altrimenti, si tradurrebbe in patologie psichiatriche anche gravi. Osservate da questa prospettiva, quelle macchie bianche che spesso incarnano quasi una maledizione per chi le porta, assumono persino la forma di un miracoloso antidoto contro un'immensamente più preoccupante disturbo mentale; il che non significa necessariamente arrendersi a loro accettandole di buon grado. Semmai, per prima cosa, ritrovare quella perduta stima in sé stessi, dal momento che si è stati tanto forti da non lasciare che uno o più fattori della vita, per quanto spiacevoli, sopraffacessero la parte più importante del nostro essere: lo spirito, che racchiude ciò che di più bello possa esistere e durare nel tempo. In secondo luogo, convincersi di questa incommensurabile vittoria non può che far riconsiderare positivamente l'eventualità della scomparsa della vitiligine, che non simboleggia più una guerra impossibile, ma una sfida per la quale si è decisamente all'altezza.

Vitiligine, sesso e amore

Così come è vero che l'unione sentimentale fra due anime gemelle sulla Terra trova l'apice della sua espressione nella fisicità del rapporto sessuale, è parimenti evidente che l'eros a sua volta si sviluppa nello sterminato e rigoglioso campo del contatto cutaneo, restituendo infine alla profondità degli spiriti coinvolti, quell'impareggiabile senso di unione che sembra trascendere miracolosamente i limiti della nostra dimensione materiale: l'amore. Per questa ragione la pelle, incredibilmente ricettiva nella sua infinita gamma di sfaccettature sensoriali, rappresenta forse meglio di qualsiasi altro mezzo lo scambio comunicativo fra gli esseri umani: sicuramente adempie a questa primaria funzione nella maniera più imperscrutabilmente alta, romantica ed autentica, dal momento che anche la più ispirata poesia o la più struggente musica difficilmente potrà eguagliare la magia di una carezza o l'immensità racchiusa in un abbraccio. Sotto questa luce, capace di far risplendere come di creare ombre, l'immagine di noi riflessa allo specchio può assumere il peso greve di un giudizio finale. Per le persone che convivono con la vitiligine, questo fardello si concentra inesorabilmente in quell'indesiderato chiarore disomogeneo delle loro macchie, non a caso frequenti anche nelle parti intime. La genesi psicosomatica di questa singolare esternazione cutanea infatti, scaturirebbe da un forte desiderio di ritrovare un candore infantile o virginale in cui rifugiarsi da opprimenti sensi di colpa, ingigantiti e quasi sempre indotti da alcuni fattori esterni legati alla sfera morale e religiosa: un bianco quasi neonatale si staglia quindi sulla pelle come una bandiera di purezza ed innocenza, ma al contempo segnala l'annichilimento di pulsioni sanguigne ed istintive come quella sessuale. Un'educazione familiare moralmente austera così come l'interiorizzazione di rigidi precetti caratterizzanti il credo d'appartenenza, nonché una forte influenza dell'istituzione religiosa stessa nella società, possono contribuire in modo significativo ad innescare o acuire un lacerante conflitto personale tra desideri fisici e fisiologici da una parte, e timore di giudicarsi o essere bollati come "sporchi" dall'altra. Per questo motivo risulta sempre consigliabile il rifiuto degli eccessi (a maggior ragione se arcaici e riconducibili ad una misera visione umana piuttosto che ad una volontà divina) ed una ricerca di equilibrio che, soprattutto in questo caso, passa necessariamente dalla riscoperta e dalla diffusione di quei valori che oggi sembrano continuamente travisati, se non addirittura del tutto assenti anche solo concettualmente: risulterà in tal modo quasi superfluo ribadire che l'amore vero e sano di una coppia, include spontaneamente la condivisione di una vita sessuale che sia il più soddisfacente possibile ed esente da qualsiasi forma di ingerenza esterna e di pregiudizio. In una società nella quale è sempre più l'abito a fare il monaco, e ogni individuo è maniacalmente dedito a raggiungere la perfezione estetica in vista di rapporti umani altrettanto "epidermici", diventa di vitale rilievo non banalizzare i problemi reali che sconvolgono l'esistenza di chi "indossa", suo malgrado, la vitiligine. Nonostante il mondo si vanti delle sue battaglie volte all'affermazione dell'uguaglianza, i dati di diverse indagini non fanno che sottolineare all'unanimità come si sia perpetuata quella tendenza universale e conformista dell'essere umano atta a discriminare chi presenta dermopatie. Percentuali non indifferenti riguardano tante, troppe persone per le quali anche semplicemente baciare chi ha sviluppato un'alterazione cutanea sia pur innocua e non contagiosa, risulta impensabile. Rivolgere anche se in buona fede, osservazioni circa le chiazze di vitiligine del tipo "non è nulla, passerà!", non solo non è di alcun supporto – anzi, probabilmente contribuirà a peggiorare le condizioni generali e particolari di chi ne è affetto – ma viene lecitamente percepito come ipocrita, ingiusto. Il famoso filosofo tedesco Hegel ci ha lasciato in particolare una frase che in questa delicata circostanza ci viene in aiuto, e che dovremmo sempre tenere a mente: «*Nulla è più profondo di ciò che appare in superficie*». La vitiligine molto spesso, racchiude in sé l'essenza ed il fascino misterioso di questa frase, come un immenso grido taciuto che inneggia ad un mondo nel quale siano banditi una volta e per tutte egoismo e miseria interiore, e si esalti senza barriere e surrogati il dono più prezioso della vita: l'amore, che anche stavolta, potrebbe costituire la più efficace, dolce e piacevole delle cure.

Vitiligine e pH acido

«*Esiste soltanto una malattia, e quella malattia è l'acidosi del corpo causata principalmente da un modo sbagliato di vivere, di pensare e di mangiare…quindi può esserci soltanto un rimedio ed un trattamento: alcalinizzare il corpo e ripristinare l'equilibrio, ritornando in questo modo ad avere l'energia, la vitalità e quella vera salute che noi tutti abbiamo il diritto di avere*».
- Dr. Robert O. Young

«*Può sembrare strano che tutte le malattie derivino dalla stessa causa, qualsiasi siano i sintomi, ma questa è la pura verità*».
- Dr. William Howard Hay

«*Gli infiniti nomi che diamo alle malattie non hanno alcun valore. Ciò che davvero conta è che derivano tutte dalla stessa causa…troppe scorie acide nel corpo!*»
- Dr. Theodore A. Baroody

Le parole espresse in queste affermazioni si imprimono nella mente di chi legge quasi a scolpirvi un'illuminante rivelazione provvidenziale e, contemporaneamente, un severo monito universale, entrambi aventi come oggetto il cruciale binomio alimentazione/salute della società moderna. Le decina di migliaia di malattie scoperte, sofferte, osservate e descritte nel corso dei secoli si ridimensionerebbero figurando in un'unica, prolissa lista di sintomi di un fantomatico libro inedito il cui titolo è *Acidosi*. Persino i microrganismi esterni spesso classificati come gli unici responsabili di alcune patologie più o meno gravi, in realtà si limiterebbero semplicemente a svelare un latente stato di acidità generale di fondo nel corpo umano. L'arcinota espressione "morte naturale" si rivelerebbe addirittura inesatta, dal momento che si applicherebbe impropriamente a ciò che in realtà segna fatalmente il culmine di una progressiva e perlopiù autoindotta – sia pur quasi sempre inconsapevolmente – acidificazione. In una condizione di equilibrio chimico-fisico dell'organismo, in biologia definita *omeostasi*, il sistema linfatico indirizza scorie e tossine verso l'eliminazione ad opera degli organi emuntori (tra i quali la pelle). Qualora questo meccanismo purificatore s'inceppasse, il conseguente accumulo di tossine provocherebbe una prima infiammazione nota come *acidosi metabolica* che, protratta nel tempo, può aggredire i tessuti fino ad assumere le sembianze di quel mostro chiamato cancro. Il ciclo della vita umana parte con un'alcalinità del neonato e si conclude con una conclamata acidità del pH nell'anziano. L'acidità è infatti alla base del processo degenerativo delle nostre cellule, partendo col modificare proprio il pH del loro nucleo. La pelle, non di rado considerata un terzo rene, si fa carico di espellere circa un terzo delle tossine del corpo ed in particolare, costituisce l'organo primario per quanto concerne lo smaltimento degli acidi. Quando il sistema di filtraggio reni-pelle viene sopraffatto da un'eccessiva presenza di scorie acide, si può verificare una serie di patologie che include la vitiligine. L'equilibrio del pH, che in un organismo è sorretto dalla capacità di mantenere costante il rapporto acido/basico, rappresenta in natura il primo dei fattori imprescindibili che garantiscono una salute di ferro. Analizzando i diversi studi clinici effettuati sui pazienti colpiti da vitiligine e tirandone le somme, sembra delinearsi in effetti una generale e significativa alterazione nel pH: nella fattispecie, la stabilità risulta spezzata da un lato a causa di quell'acidità accumulata, diffusa e quindi resa incontenibile già accennata, dall'altro per via della diminuzione dell'acidità stessa in quell'ambiente dov'è particolarmente richiesta, ossia lo stomaco.

Secondo quanto affermato dagli esperti che sostengono e promuovono il potere benefico dell'alcalinizzazione, le chiazze bianche non sarebbero altro che uno dei tanti campanelli d'allarme di un organismo divenuto eccessivamente acido, ma proprio in quanto tali, potrebbero essere disattivati e neutralizzati. Vale dunque la pena approfondire alcuni aspetti legati al nostro pH. In presenza di acidosi l'organismo, la cui capacità di assimilare le sostanze nutritive si ritrova notevolmente inibita, attinge i minerali alcalinizzanti (quali calcio, potassio, magnesio e sodio) da ogni tessuto, osseo e muscolare inclusi; le conseguenze a lungo andare sono facilmente prevedibili: osteoporosi, artrosi, gotta, reumatismi, paradentosi, cellulite, caduta dei capelli, infezioni da funghi.

Ecco un elenco di ulteriori sintomi innescati e amplificati da una condizione di acidità:

- Dolori muscolari e crampi, specialmente alle gambe
- Dolori mestruali accentuati
- Dolori cronici
- Eccessiva secrezione di muco
- Facile comparsa di contusioni
- Stanchezza cronica
- Opprimente senso di stress
- Cattivo umore
- Confusione mentale
- Mal di testa ricorrente
- Difficoltà a dimagrire / tendenza ad aumenti di peso repentini
- Problemi epidermici (vitiligine compresa)
- Alitosi
- Raffreddori frequenti
- Forte bruciore di stomaco
- Calcoli ai reni e alla cistifellea
- Radicali liberi
- Dissenteria / Stipsi
- Stitichezza

Gli alimenti che risultano più acidificanti sono: formaggio grana, formaggio fuso a fette, tuorlo d'uovo, carne in scatola, riso bianco molto cotto, salame, trota, fiocchi d'avena, pollo, arachidi, uova, prosciutto, aringhe e acciughe, noci, pasta, riso integrale, pane di segale, pane bianco, lenticchie, cioccolato al latte, birra.

Segue ora una lista di benefici osservabili in presenza di un pH alcalino:

- Pressione sanguigna regolare e stabile
- Circolazione sanguigna fluida lungo l'intero sistema cardiovascolare
- Adeguato afflusso di ossigeno che preserva i tessuti dall'invecchiamento favorendone l'espulsione delle tossine
- Valori del colesterolo nella norma con assenza di placche
- Glucosio regolato dall'insulina e metabolismo dei grassi ottimali
- Corretta attività elettrolitica
- Assimilazione del calcio tale da prevenire osteoporosi ed artrosi
- Riserve energetiche che garantiscono forza e vitalità costanti all'organismo

I cibi che possiedono elevata proprietà alcalinizzante sono: uva, fichi, datteri, ceci, sedano, carote, albicocche, zucche e zucchine, kiwi, patate, cavolfiori, ravanelli, rape, ciliegie, melanzane, fagiolini verdi, pomodori, pere, nocciole, ananas, limoni, arance, mele, cicoria, anguria, lattuga cappuccio, mandorle.

La vita insegna sovente come sia poco saggio affidarsi ciecamente alle prime impressioni percepibili ed apprezzabili. E qui, si è di fronte proprio ad uno di questi casi. Infatti, risulta particolarmente interessante ed importante notare l'antitetica discrepanza, relativamente a ciò di cui ci nutriamo, fra il gusto rilevato dalle nostre papille gustative e l'effetto finale sull'organismo: il fatto che gli alimenti acidi alcalinizzino e viceversa, può essere recepito da molti come un paradosso, uno scherzo bizzarro con cui la natura si burla di noi. Ad ogni modo, è fondamentale annotare che proteine, grassi e carboidrati complessi (amidi), benché alcalini in origine, acidificano il sangue a fine ciclo; gli zuccheri semplici della frutta dal sapore più o meno acre, al contrario, rilasciano in circolo scorie alcaline. L'alimentazione impropria o eccessiva costituisce dunque il principale responsabile dell'acidosi, quel fenomeno biochimico che secondo alcuni studiosi è a sua volta l'unica vera causa degli svariati malanni che affliggono il corpo umano. Un regime dietetico che sia promotore e paladino di una buona salute in linea di massima non esige rinunce, bensì richiede un apporto bilanciato di cibi sia alcalinizzanti che acidificanti tali da compensarsi a vicenda e favorire una condizione neutra. Anche sotto quest'ottica, le conclusioni ed i propositi avanzabili sono tutt'altro che cupi, e sembrano consegnare ancora una volta il destino nelle mani dei singoli individui, nella loro forza di volontà, nella capacità di comprendere come "equilibrio" sia sinonimo più di libertà e ricchezza, che di austerità e privazione. Il tutto ovviamente, va sempre accompagnato e sostenuto da uno stato d'animo positivo e sereno, la cui importanza in questo paragrafo va sottolineata anche più nettamente per via dell'evidenza scientifica che bolla lo stress come uno dei fattori concomitanti all'acidosi.

Vitiligine e ghiandola pineale

La ghiandola pineale ha sin dall'antichità esercitato un'attrazione magnetica sull'interesse dell'Uomo, sprigionando ai suoi occhi un'aura affascinante ed un alone di mistero in grado di conferirle persino i tratti metafisici di un retaggio ancestrale a tutt'oggi mai sbiadito. Dalla forma di una minuscola pigna situata proprio al centro del cervello, la ghiandola pineale o *epifisi*, ha riunito in sé nel corso della storia con la complicità di un'attenzione quasi mistica, alcune definizioni tra le più suggestive in campo medico: da "valvola della memoria" dell'anatomista alessandrino Erofilo, passando per l'ascetica espressione "terzo occhio" coniata dai guru induisti, fino alla cartesiana "sede dell'Anima", questa piccola formazione nervosa ha davvero colpito ed ispirato l'immaginazione dei suoi ammaliati studiosi. Questo curioso organo endocrino grande quanto una nocciola con un peso di circa 100-120 mg nell'adulto, è la prima ghiandola che si forma nel corpo umano e presenta una fittissima rete vascolare che, in quanto ad intensità del flusso sanguigno, è seconda solo a quella renale. La sua relazione ufficiale con la vitiligine si instaura a partire da un aneddoto risalente al secolo scorso, e non è priva di alti e bassi. Nel 1953, il famoso dermatologo di Yale Aaron Lerner, caparbiamente impegnato a smascherare un eventuale ormone responsabile della depigmentazione cutanea, cercò l'agognata risposta proprio nella ghiandola pineale. La scelta di stringere il campo d'indagine attorno ad essa non fu affatto casuale, come invece si rivelò la "soffiata" che appena prima la determinò: il ritrovamento di un ignoto articolo del 1917, che descriveva un esperimento in cui la pelle dei girini si schiariva fino alla trasparenza dopo trenta minuti in una vasca a contatto con un macinato di ghiandole pineali bovine. Alla fine di quattro anni di intensa ed estenuante ricerca su 250.000 epifisi di bovini, Lerner non riuscì ad osservare la struttura molecolare di quell'ormone, di cui tuttavia, intuì la composizione chimica quando lo isolò dall'urina di topo nel 1958. Diversamente che con le rane, non trovò comunque alcun riscontro medico circa un suo possibile legame nell'essere umano, con l'acromia cutanea. Questi sono gli avvenimenti della travagliata ed avventurosa vicenda che condusse alla scoperta della *melatonina*, che deve dunque in ogni caso il riconoscimento della sua identità, alle macchie di vitiligine che stimolarono la sua ricerca. Si è osservato che in realtà la melatonina non è considerabile un vero e proprio ormone dal momento che, pur assolvendo qualche funzione similare, differisce con quest'ultimo circa le seguenti prerogative: non ha un proprio fattore di rilascio né effetti da sovradosaggio, e non dipende esclusivamente dalla ghiandola pineale in quanto secreta anche dalle ghiandole surrenali, dall'ipofisi, dalle gonadi e dalla tiroide. Può invece ritenersi a buon diritto un neuropeptide, coerentemente con la funzione epifisaria convertitrice di segnali neuronali in segnali di uscita endocrini. La melatonina gode di un numero di proprietà ed effetti salutari che la ricerca pare continui ad aggiornare in rialzo:

- Regola il ritmo sonno-veglia (utile anche nel superare il cosiddetto "jet lag"), migliorando il sonno profondo (REM) e favorendo il recupero di energie nell'organismo con effetto rigenerante.
- Potenzia e migliora il sistema immunitario.
- Costituisce il più potente antiossidante per via della sua notevole capacità di contrastare i radicali liberi e di frenare l'invecchiamento cellulare.
- Per la ragione esposta nel punto precedente, potrebbe essere impiegato efficacemente nei casi di cataratta e glaucoma.
- Inibisce la crescita di cellule neoplastiche maligne prevenendo il cancro (in particolare alla prostata) o comunque, attenuandone gli effetti negli stadi avanzati.
- Eleva la soglia del dolore e la soglia convulsivante.
- Rappresenta un valido alleato contro l'ipertensione e le malattie cardiovascolari.
- Rallenta la progressione della sindrome di Alzheimer e del morbo di Parkinson.
- Influisce sulla ghiandola tiroidea abbassando i livelli degli ormoni T3, T4 e THS.
- Derivando dalla serotonina (meglio conosciuta come "ormone del benessere") al termine del metabolismo del triptofano, svolge il ruolo di antagonista del cortisolo (comunemente noto come "ormone dello stress").
- Elevati livelli di melatonina sono associabili a maggiore longevità e ad una dieta equilibrata e contenuta da un punto di vista calorico.
- Esercita un effetto benefico sull'asma.
- Allevia i sintomi della menopausa.
- Può svolgere un'azione coadiuvante nel trattamento della caduta dei capelli.
- Contribuisce a regolare la temperatura corporea abbassandola nelle ore notturne.

Il Dott. Russel J. Reiter ce ne fornisce una descrizione la cui sostanza giunge a trascendere il contesto meramente medico, pur prendendo forma nell'ambito di un'osservazione rigorosamente scientifica, consegnandoci una verità primordiale che dunque si rivela forse anche più seducente ed illuminante di qualsivoglia speculazione mistica:

«*È una molecola che ha tre miliardi di anni. Infatti la melatonina è una molecola antichissima. È stata individuata in qualsiasi organismo animale o vegetale studiato fino ad oggi, dagli esseri umani alle più primitive alghe unicellulari, la cui evoluzione risale a più di tre miliardi di anni fa. In ciascun organismo, la struttura molecolare della melatonina è identica, sia nelle alghe, sia negli insetti, nei pesci, negli uccelli e nell'uomo. In biologia la presenza di elementi identici con la stessa ed immutata composizione chimica in tutte le forme di vita è un'evenienza rara. Un'altra caratteristica della melatonina è che in tutti gli organismi, dai più primordiali ai più evoluti, viene prodotta con lo stesso ritmo circadiano: con livelli più elevati nelle ore notturne rispetto al giorno. Questo ciclo di produzione è comune agli animali, alle piante ed alle alghe. Che la melatonina sia una sostanza universale, con struttura molecolare immutata nel tempo, che presenta lo stesso ritmo circadiano in tutto il regno vegetale e animale, fa presupporre che deve avere, per forza, un ruolo fondamentale nella biologia di tutte le cellule*».

Il ritmo circadiano, scandito dalle 24 ore entro cui si alternano giorno e notte, e sovrintendente alla produzione di melatonina da parte dell'epifisi, assegna a quest'ultima la caratteristica funzione di un minuto ma prezioso orologio sincronizzatore biologico. Nello specifico, la secrezione di melatonina è stimolata dal buio notturno, in maniera diametralmente opposta a quella di melanina, favorita dalla luce solare. Questo legame antitetico risalta con nettezza alla stessa stregua della discromia provocata dalla vitiligine, la cui relazione con la ghiandola pineale non si dissolve in quella vasca di girini sbiancati nel 1917, ma pare riservare una quanto meno intrigante, se non stupefacente, affinità profonda. Il dato più evidente al riguardo è quello che denota la capacità antagonizzante della melatonina nei confronti della melanina, nello specifico espletantesi nel blocco da parte della prima, dei melanociti generatori della seconda. Un'altra peculiarità che a primo impatto può apparire marginale, ma invece di notevole pregnanza nel rapporto vitiligine/ghiandola pineale, è l'azione anti-gonadica che la melatonina svolge inibendo l'attività degli organi sessuali e conseguentemente la libido: non è incidentale il fatto che la fine dell'infanzia e l'inizio della pubertà coincidano con una significativa caduta dei livelli di melatonina. A questo punto, prima di giungere alle conclusioni finali e chiudere il quadro dell'indagine, occorre appuntare nel taccuino questi dettagli ulteriori: il sole, con cui ognuno di noi entra in contatto tramite la pelle che ne riceve i raggi, si erge quotidianamente quale fonte dell'energia fisica e della vitalità che ricarica i corpi materiali degli organismi viventi; il buio, condizione privilegiata dalla ghiandola pineale che al suo cospetto si ridesta, è la sede impalpabile e senza confini dell'energia spirituale, della meditazione e della ricerca interiore. Sia la pelle (come si è già largamente appurato) che la ghiandola pineale, rappresentano una sorta di punto d'incontro ideale o un'astratta barriera di confine fra il mondo fisico e quello spirituale. Con queste premesse, non è più arduo ipotizzare che ragioni psicologiche come la depressione (la quale induce a chiudersi in sé stessi e al riparo dalla luce di un pianeta troppo spesso eccessivamente superficiale e materialista) o il desiderio di riappropriarsi dell'innocenza puerile, magari scaturito da un soffocante senso di pudore (da non dimenticare come l'aspirazione alla purezza infantile designi una delle colonne portanti della religione più diffusa al mondo), possano scombussolare i ritmi circadiani e le funzioni endocrine a tal punto da innescare l'insorgenza della vitiligine. Lo stato ottimale di benessere psicofisico negli esseri umani è raggiunto e mantenuto per mezzo di un complesso equilibrio armonico degli opposti (come luce-buio e fisicità-spiritualità). Le chiazze lattiginose sembrano far affiorare sull'epidermide il ritratto simbolico di un conflitto in corso interno ed interiore, momentaneamente irrisolto ma non per questo, necessariamente destinato a perdurare. La svolta potrebbe essere indicata, avviata ed incoraggiata proprio a partire da quella convinzione di studiosi di diverse epoche e culture, che farebbe della ghiandola pineale la dimora di un sesto senso: un'eterea percezione telepatica che ci connetterebbe positivamente al creato ed agli altri esseri viventi. La speranza, travestita qui da consiglio, è che coloro i quali oggi convivono con la vitiligine facciano risplendere la loro luce interiore all'esterno, in sintonia con quella del sole: ne beneficerebbe la loro pelle, ma ancor di più, ne trarrebbe giovamento una società che ha urgente bisogno di essere rieducata agli incommensurabili valori dello Spirito. Come affermò Wolfgang Amadeus Mozart, la cui musica così perfetta scorre miracolosamente fluida ed eloquente come se dettata da un essere superiore, «*viviamo in questo mondo per imparare e per illuminarci l'un l'altro*». Per quel che concerne i troppi individui che ancora nel ventunesimo secolo si "rifugiano" dalla vitiligine con atteggiamento discriminatorio, l'auspicio sincero è che possano attivare non tanto i neuroni del cervello, bensì la loro assopita pineale.

Vitiligine e Chakra

C'è un ambito arcano in cui il raro effetto maculato tipico della pelle umana, quasi sempre fonte di tormento per chi ne è segnato e malvisto da una buona parte (in senso numerico) degli altri, può addirittura fregiarsi di un riconoscimento davvero "supremo"; la ghiandola pineale descritta nel precedente paragrafo, vi ricopre un ruolo di prim'ordine collocandosi come il tassello fisico più elevato, e ci introduce ad esso proprio "dall'alto": stiamo varcando la soglia di un universo che affonda le sue radici nella remota cultura indiana, crogiolo di tradizioni tanto mediche quanto religiose, per addentrarci nel vorticoso mondo dei chakra e raggiungerne la cima.

Il termine sanscrito chakra, letteralmente traducibile con "ruota", si riferisce appunto a ciascuno dei sette vortici energetici che presiede al funzionamento delle rispettive aree, nelle quali determinati elementi fisici e spirituali si fondono sinergicamente con vicendevole influenza. In relazione ad essi, i meridiani teorizzati dalla medicina cinese si sovrappongono perfettamente come i canali ideali dell'energia ritenuta più prossima al livello materiale. Direttamente controllati dall'azione dei chakra, i meridiani intessono infatti un'invisibile ma particolarmente ricettiva rete di natura elettrica che, intersecando tutti gli organi, cattura e trattiene l'energia ricavata da fonti fisiche quali cibo ed aria per farla scorrere lungo il corpo. L'entità dei chakra e dell'energia veicolata al loro interno secondo un perpetuo moto rotatorio, sfugge all'esperienza sensibile ponendosi ad un livello ontologico superiore, il cui fine persegue – dal relativismo soggettivo dell'effimera quotidianità all'Assoluto dell'eternità – la perfetta simbiosi dell'unità psicofisica incarnata dall'Uomo con il trascendente infinito cosmico. Questa esotica salita al Parnaso si snoda in sette concentrazioni orbitanti attorno ad altrettante ghiandole endocrine, dislocate verticalmente lungo il busto, dalla congiunzione degli arti inferiori alla sommità del capo. Il raggiungimento di tale vetta ascetica presuppone la conquista ed il dominio dei passaggi subordinati, per cui è necessario procedere gradualmente ad un'analisi sintetica ma essenziale di ogni chakra. La prima ruota di questo complesso ingranaggio dell'anima, ovvero il cosiddetto "chakra della radice", ha il proprio mozzo nella componente istintiva dell'essere umano, da cui sono irradiati bisogni primordiali come sfamarsi, riprodursi e sopravvivere in generale anche grazie alla percezione dei pericoli. In connessione alle ghiandole surrenali, si trova alla base del tronco nel perineo, tra l'ano ed i testicoli nell'uomo, o fra l'orifizio anale e la vagina nella donna. Considerata la sua natura estremamente sanguigna e terrestre, l'eventuale chiusura del chakra di partenza si manifesta con la sensazione di non aver più i piedi ancorati alla solidità del suolo. Leggermente al di sotto dell'ombelico, più o meno dove ancora i colpi di fulmine giungono a plasmare prodigiose farfalle svolazzanti, si colloca il secondo chakra. Per via del suo stretto legame con le ghiandole germinali, dalle quali dipendono lo sviluppo e l'operatività dell'apparato riproduttore, è chiamato "sessuale" (o "sacrale"). Rispetto al primo chakra, l'istinto di perpetuare la specie qui non si limita unicamente al senso del dovere, ma diventa motivo di godimento, un mezzo di puro piacere carnale in cui tuttavia è insita altresì la consapevolezza di una condivisione emotivamente partecipata col partner: da questa finezza non indifferente scaturiscono il concetto di bellezza, la fantasia creativa, la stima di sé e del prossimo. Comportamenti fedifraghi, atteggiamento aggressivo ed inclinazione all'abuso fisico, sia all'attivo che al passivo, sono associabili ad un malfunzionamento di suddetto centro. Il terzo vortice sfiora il diaframma a pochi centimetri dallo sterno ed è soprannominato "ombelicale", giacché ingloba l'inconfondibile formazione cicatriziale di fetale memoria, la quale contrassegna geometricamente il punto medio che divide il corpo in due parti uguali. Situato all'altezza del plesso solare, la ghiandola che lo caratterizza è il pancreas. In questo chakra aleggia lo spirito dell'arrampicatore sociale, il quale anela di trarre dalle molteplici esperienze mondane, vantaggi che favoriscano un proficuo bruciamento delle tappe auspicante un'ambiziosa affermazione personale. Analogamente, l'apparato digerente che è mosso dalla medesima fiamma, ricava dai viveri i principi nutritivi a beneficio dell'efficienza dell'organismo. Non tutti i cibi però vengono puntualmente metabolizzati con successo, provocando talvolta fitte e spasmi addominali, cattivo umore o inerzia: in maniera simile, i bocconi amari e indigesti che la vita non di rado somministra, possono far sì che l'ego arda d'ira con il rischio di una devastante autocombustione, o si spenga tra le ceneri di una timorosa introversione. È dunque di vitale importanza alimentare e domare questo fuoco quale carisma che attecchisca negli altri infervorandone positivamente gli animi, piuttosto che come un incendio potenzialmente letale sia a livello individuale che collettivo.

Sin dalla notte dei tempi, il cuore viene unanimemente riconosciuto come l'emblema dell'amore: la millenaria tradizione indiana non fa eccezione, ponendolo sul trono del quarto chakra che con la sua ineffabile orbita circoscrive l'incantevole regno dell'affettività incondizionata. Il muscolo cardiaco inoltre, producendo l'ormone atriale natriuretico, è considerabile di per sé la ghiandola a secrezione interna annessa; nonostante ciò, alcuni esperti attribuiscono al timo la principale funzione endocrina relativa a questa zona energetica. Posto esattamente nel mezzo della roteante colonna esistenziale in stile tantrico, laddove realtà sensoriale e dimensione celeste si fondono nell'incontro fra respiro umano ed alito divino, il quarto chakra si configura come il fulcro pulsante ed unificatore. Da questa inestimabile fonte miracolosa sgorgano sentimenti puri che rilucono d'altruismo, di compassione, di pietà, di perdono, in un immenso forziere di un tesoro che non si vende ma semplicemente si offre. Quando l'individuo lascia prevalere opportunismo, possessività, avarizia, avidità di beni corruttibili, o viene sopraffatto da bruschi abbandoni o separazioni (per esempio nel caso di un lutto), la sorgente arresta il suo flusso e lo scrigno di conseguenza si svuota, facendo evaporare anche quel che resta del suo contenuto d'amore. Le ripercussioni sulla salute causate dalla crisi di questo chakra sono incanalate verso cardiopatie o problemi respiratori come l'asma. Il collo, risonante galleria fra torso e testa nonché basamento di quest'ultima, è permeato dall'azione turbinosa del quinto chakra, il quale a sua volta sorregge e smussa le idee della mente, filtrandole ed arricchendole attraverso l'emotività che s'innalza dal corpo e per cui si rende trait d'union e portavoce. Il dono della comunicazione nelle diverse forme che ne erompe appassionatamente, si compone in via preliminare dell'attitudine per la compenetrazione del significato profondo della realtà percepita dai cinque sensi come di quella sovrasensibile. Il "chakra della gola" infatti, è la dimora del verbo, alla quale la lingua dei grandi oratori e filosofi deve la sua scioltezza nel declamare la dialettica più persuasiva; ma è anche la fucina dell'arte, suscitando nei suoi assidui e ricettivi adepti capolavori d'ogni genere che, allietando, commovendo ed inebriando di bellezza lo spirito altrui, abbattono le più alte ed ostiche barriere della comprensione comune. Il rallentamento o l'arresto di tale estrosa ruota, ricorrente in aspri percorsi scolastici o lavorativi e generalmente in ambiti nei quali l'eccessiva disciplina tarpa le ali della personalità, coincide con un'incapacità di esternare luci ed ombre della propria interiorità accentuata come se non bastasse, da balbuzie e voce strozzata. Ulteriori complicazioni fisiche includono torcicollo, patologie delle corde vocali e della tiroide (che è la ghiandola rappresentativa del centro descritto). Alla base della scatola cranica, appena più in basso del chiasma ottico ed in corrispondenza della ghiandola pituitaria, si addensa il sesto chakra, stanza di meditazione evanescente in cui si intuisce la presenza di un'entità superiore con la quale si instaura un rapporto di fede: potenzialmente, siamo al cospetto dell'ampolla magica da cui attingevano il sommo sapere personaggi di lungimiranti vedute che annoverano i profeti biblici guidati dalla volontà di Jahvè, o l'oracolo di Delfi e la Sibilla Cumana ispirati da Apollo. Come l'ipofisi controlla e dirige le altre ghiandole, così il chakra detto "della fronte" infonde saggezza al corpo, trasmettendo un impulso alle sue ruote affinché singolarmente e nel loro insieme, conducano l'esistenza sulla via della perfezione eludendo la magnetica attrazione generata dai caotici sentieri della superficialità e della perdizione. Si tratta dello strumento che fomentato da una visione profonda della vita, ci rende padroni del nostro organismo vivente, impostando e modellando i suoi istinti e le sue esigenze corporali quali fari dell'illuminazione, anziché catene di schiavitù. Tale sguardo vigile e penetrante può essere offuscato da un progetto sfumato, o addirittura acciecato dalle taglienti schegge di un sogno lungamente rincorso ed infine infranto. L'ostacolo che si crea è un enorme sipario che cala inesorabilmente sul palco soprannaturale, onirico e dell'immaginazione: i disturbi agli occhi e il mal di testa che si avvertono sono malauguratamente solo i problemi secondari. Resta comunque un trucco, che c'è ma (forse) non si vede: guardare sempre più in alto.

La punta dell'obelisco composto dalla sovrapposizione dei chakra combacia con l'epifisi, di cui abbiamo già indagato e contemplato un'indeterminabile parte dell'enigmatica natura che la distingue in assoluto fra tutte le ghiandole. Nel tempio edificato sulle sei fondamenta circolari e personificato da ciascun soggetto umano, il settimo ed ultimo chakra delimita l'imperscrutabile spazio del Sancta Sanctorum più recondito e prodigioso possibile: nell'adempimento massimo del suo ufficio esso è assurto a sineddoche del rapporto che, partendo dall'imprescindibile binomio individuale-cosmico, arriva a compimento quando l'Uomo si ricongiunge a Dio fino all'identificazione, ripristinando l'unità originale. Se l'accesso al luogo più sacro dell'Ebraismo era riservato esclusivamente al Sommo Sacerdote, non meno selettivo si presenta il varco intimo che conduce all'apice della catarsi che è il traguardo dello yoga. Descrivere il "chakra della corona" risulta oltremodo arduo proprio perché le personalità illuminate che ne hanno palesato l'apertura totale si contano sulle dita di una mano: celeberrimi e lapalissiani sono gli esempi di Gesù Cristo e del Buddha. Gli straordinari episodi che riguardano il loro passaggio sulla Terra d'altra parte, oltre a costituire motivo di culto religioso nel mondo intero, rappresentano l'aurea chiave di lettura di un'immensa pagina altrimenti inenarrabile. L'uomo che raggiunge lo stato ultimo di grazia, interpretabile anche col concetto buddhista di "nirvana", è come un diamante perfettamente intagliato il quale riflette la luce in modo che chi ne viene a contatto, sia illuminato ogni volta da uno sfavillio sempre diverso. Per questa ragione l'appellativo che più si confà a simili eminenze è "Maestro", per il senso di pace, l'autorità morale, la santità emanati dalla loro aura precedendo quel bagliore delle parole e delle opere portentose che ha cambiato il mondo. Il settimo chakra, pur indipendente nella sua sfuggevole sostanza, è al contempo uguale alla somma dei sei chakra sottostanti, per cui è molto importante che l'energia non si dissipi o rimanga imbrigliata in una di queste spirali, ma sia libera di circolare nell'interezza dello straordinario solenoide umano. La conoscenza dei singoli chakra introdotti in questo paragrafo è dunque fondamentale, e ben si sposa peraltro con lo spirito del libro, incorniciandone l'ispiratore approccio a 360 gradi. L'unico sintomo clinico relativo al centro vitale più elevato è la vitiligine. Anche in questo frangente, è consuetudine ormai considerarne le macchie come spie di "qualcosa che non va", quali attestatrici sgradite di un funzionamento anomalo. Tuttavia, dalla stragrande maggioranza della popolazione mondiale che non presenta la vitiligine, non sembrano propriamente alzarsi fulgide stelle polari. Magari è da individuare in un forte spavento, come suggeriscono alcuni, la cerniera che chiude il settimo chakra nonché matrice delle lattee chiazze multiformi annesse. Ma a conti fatti, forse la vitiligine testimonia piuttosto di un coraggio fuori dal comune ed anticonformista che, brillando di gran lunga più dell'apatia spirituale su cui risalta sia pur con comprensibile sofferenza, corrisponde alla scintilla divina connaturata al nostro essere. La storia religiosa, che illustri fatti realmente accaduti o espedienti narrativi didascalici, ci insegna che non è chi accetta la vita passivamente a riceverne le piaghe, ma chi lotta per salire anche un gradino più in alto verso il suo senso più autentico.

Alla fine di questo favoloso percorso, c'è un'indicazione nascosta che la millenaria simbologia indiana pare voglia farci cogliere. L'immagine con cui il chakra viene da sempre raffigurato è il fiore di loto, ed il colore spesso attribuito a quello conclusivo è il bianco. Lungi dal voler eludere la profondità della questione, la preghiera sincera (non a caso la grande assente, negletta ed irrisa nella iper-razionalizzata società moderna) pronunciata da uno spirito puro, potrebbe generare quel miracolo per cui le chiazze di vitiligine tornino a ricomporre i mille petali che si dice, adornino la meravigliosa ed ambita corona floreale del settimo chakra. La meditazione volta alla ricerca di Dio quale principio e compimento dell'esistenza, quindi di sé stessi, resta infatti l'offerta più gradita che possiamo porgere nel Sancta Sanctorum della nostra coscienza. Quest'ultimo, a differenza di quello veterotestamentario accessibile una sola volta all'anno, non aspetta altro che essere spalancato ogni giorno.

Vitiligine e intestino

I netti segni impressi dalla vitiligine potrebbero coincidere con le candide orme spirituali di un sofferto cammino catartico, ma anche essere interpretati come chiari SOS inviati in superficie da un organismo inquinato e destabilizzato nella profondità delle sue viscere. Un cospicuo numero di ricerche pare attestare che nella tortuosità del canale gastrico sia occultata l'enigmatica cagione di numerose patologie. In determinate situazioni infatti, riconducibili ad una fetta della popolazione mondiale nemmeno tanto esigua, l'intestino si tramuterebbe da salutare epicentro che propaga l'energia fisica, a radice universale da cui le disparate ramificazioni del malessere assimilano il loro sostentamento. In merito alla patogenesi dell'alterazione cutanea esaminata in questo libro, il tratto intestinale contrassegnerebbe in particolare la convergenza fra la più accreditata teoria autoimmune e la frequentemente suggerita ipotesi genetica. Tale liaison teoretica sarebbe sancita e deducibile a partire dall'osservazione del diffuso e crescente fenomeno d'intolleranza al glutine, che può causare sensibilità (Gluten Sensitivity) o assumere le marcate caratteristiche della celiachia: il manifestarsi dell'una piuttosto che dell'altra non è fortuito e dipende nel primo caso da un'innata predisposizione genetica, nel secondo da un'acquisita risposta adattiva del sistema immunitario. È fondamentale notare che il glutine in entrambe le eventualità, costituisce il fattore scatenante di una medesima reazione immunitaria, la quale si configura a sua volta come il potenziale detonatore pronto a far esplodere la variegata carica di patologie autoimmuni. La disamina appena esposta si accorda perfettamente con il concetto di vitiligine come problema polifattoriale il quale, presentando componenti autoimmunologiche, genetiche, ambientali, nutrizionali e psicologiche, non ammette una soluzione che non sia interattiva e articolata altrettanto eterogeneamente. Rivelando al contempo la cruciale capacità sia di innescare più o meno indirettamente il disturbo autoimmune che di condizionarne l'evoluzione, l'intestino diviene lo snodo nevralgico da presidiare immancabilmente. C'è un ennesimo segreto da svelare, che sorprende oltremodo perché in passato considerato prevalentemente al pari di una mera suggestione poetica: all'aggettivo "digerente" che contraddistingue il tratto gastrointestinale sarebbe affiancabile anche "psichico"; il che conferirebbe alle cosiddette "sensazioni di pancia" spesso sminuite, un nuovo ed inaspettato spessore emozionale. Al culmine di una ricerca trentennale, il Dott. Michael D. Gershon pubblicò nel 1998 un libro dal titolo "Il secondo cervello", in riferimento proprio all'intestino che, con i suoi oltre cento milioni di neuroni, si è dimostrato un organo intelligente a sé stante ed allo stesso tempo legato a doppio filo con l'altro ben più noto cervello. Il rapporto fra questi due poli "raziocinanti" è talmente viscerale – in tutti i sensi – da influenzare intensamente la marea umorale il cui abbassamento, può persino far emergere gli abissi più freddi e cupi della personalità, portando a galla l'assortito inventario patologico di stampo psicosomatico. Forte di questa decisiva evidenza scientifica l'aforisma latino «*mens sana in corpore sano*» designerebbe inequivocabilmente come mai in precedenza – ed in una maniera che nemmeno lo stesso Decimo Giunio Giovenale avrebbe osato sperare – non tanto due aspetti distinti da armonizzare quanto un'intrinseca realtà biunivoca da rispettare, ed indicando prima ancora di una necessità un presupposto innato, si ergerebbe a dogma esistenziale nonché assioma biologico iscritto nel nostro DNA. L'infiammazione del "cervello enterico" più accesa, di derivazione endogena e molesta artefice di ustioni perforanti nella relativa muscosa, trae il suo nome dal deterioramento che arreca: **sindrome dell'intestino permeabile**. Nella *leaky gut syndrome* infatti l'intestino non è più in grado di trattenere le macromolecole destinate all'evacuazione le quali, attratte dall'acquisita porosità delle pareti, riescono a penetrare attraverso i dilatati spazi intercellulari sino a filtrare all'esterno, immettendosi nel flusso ematico e propagando tossiche scintille autoimmunologiche. Questa affezione della porzione alvina dell'apparato digerente, oltre a permettere l'irregolare passaggio di materiale tossico nella circolazione sanguigna, compromette simultaneamente l'assorbimento di micronutrienti fondamentali che contrastano la vitiligine come la vitamina B 12. I "comburenti" biochimici che, a partire dallo scombussolamento della flora intestinale, appiccano tale incendio snaturante la struttura tissutale sono principalmente le **micotossine**, cioè sostanze tossiche fungine che provocano disbiosi con conseguente sporificazione da candida, e le lectine già trattate in questo libro per via della correlazione ai globuli rossi tramite gli antigeni A e B. Altri indiziati dell'alterazione delle giunzioni strette del rivestimento intestinale (*intestinal tight junctions*), o della relativa risposta immunitaria che disseminano sono: la **gliadina** (componente peptidico del sopraccitato glutine contenuto nei cereali del genere *Triticum*), la **caseina** (fosfoproteina e primario allergene del latte), le saponine (agglomerati chimici vegetali) contenute nei legumi e nelle solanacee (pomodori, peperoni, melanzane, patate, bacche di Goji), la capsaicina (composto chimico che rende piccante il peperoncino), l'ipocloridria (ossia l'insufficiente secrezione di acido cloridrico da parte dello stomaco che, come evidenziato in precedenza, si associa frequentemente ai casi di vitiligine), i medicinali antinfiammatori non steroidei, l'assunzione di ormoni (contenuti per esempio nella pillola anticoncezionale), gli antibiotici, l'alcool, l'uso smodato di spezie, la caffeina, lo zucchero ed i dolcificanti come la stevia e lo xilitolo, le bibite analcoliche. Oltre ad evitare di introdurre con l'alimentazione i summenzionati nemici che mandano in tilt il cervello enterico, sono raccomandabili al fine di ripristinare la funzionalità della mucosa intestinale: i prebiotici, i probiotici ed i simbiotici per riequilibrarne il microbioma, le vitamine antiossidanti A, C ed E, minerali quali lo zinco, il selenio e lo iodio, estratti vegetali come quello di tè verde e la curcumina, l'aminoacido L-Glutammina con effetto rigenerante, gli integratori per stimolare la produzione di acido cloridrico. Le condizioni del tratto alvino sono verificabili per mezzo dell'esame iridologico, ed in particolare la sindrome da permeabilità intestinale è riscontrabile con uno specifico esame delle urine. Ecco comunque una lista di segnali che ne suggeriscono la sussistenza:

- Disturbi gastrointestinali come sindrome dell'intestino irritabile, gonfiore, meteorismo, diarrea.
- Asma ed allergie ai pollini o agli acari.
- Squilibri ormonali come la sindrome premestruale o quella da ovaio policistico.
- Presenza di una patologia autoimmune tra cui la tiroidite di Hashimoto, la celiachia, l'artrite reumatoide, il lupus, la psoriasi, la vitiligine.
- Dolori muscolari e stanchezza cronici (fibromialgia).
- Problematiche psico-umorali che possono sfociare in deficit dell'attenzione o iperattività, ansia e depressione.
- Manifestarsi di problematiche dermatologiche come acne, rosacea, eczema, vitiligine.
- Candida albicans.

- Allergie ed intolleranze alimentari.

Ad ulteriore riprova del nesso intercorrente fra intestino e patologie autoimmuni, da evidenziare il fatto che il miglioramento delle seconde è subordinato alla guarigione del primo. Perché un intestino disintossicato, sano ed efficiente non può essere una matrice esiziale, bensì la radice di una vita rigogliosa, come lo scrittore naturalista Guy De Maupassant ci insegna: «*Nella vita tutto consiste nel poter digerire bene. Così l'artista trova l'ispirazione, i giovanotti la voglia d'amare, i pensatori le idee luminose e tutti quanti la gioia di stare al mondo.*».

Vitiligine e costipazione

Di norma l'homo sapiens sapiens sgombra il suo alacre, risoluto ed esigente cervello enterico una-due volte al giorno, o almeno tre volte in una settimana. Al di sotto di questa soglia minima, esso tende ad intorbidirsi e a farsi foriero di situazioni spiacevoli, un po' come avviene con la mente quando è satura di pensieri molesti che potrebbero materializzare patologie psicosomatiche. La costipazione si realizza in un addensamento di bolo fecale il quale altro non è che l'accumulo di sostanze di scarto intimamente più noto, anche per via del frequente ed abusato riferimento che vi si fa in senso lato, mediante sinonimi meno "scientifici" e con accezione negativo-interiettiva. La stitichezza rappresenta un intoppo del meccanismo escretore della macchina biologica umana che contribuisce a costipare l'organismo. In particolare quando il cibo già digerito, ossia il cosiddetto "chilo", staziona più del dovuto nell'intestino crasso o se le feci, pur trovandosi nell'ampolla rettale, non riescono a stimolare il riflesso retto-anale, si parla rispettivamente di costipazione e di stitichezza. Il primo caso, definito anche "stipsi intestinale", è di competenza del gastroenterologo, mentre nella seconda spiacevole evenienza detta anche "stipsi rettale", riconducibile ad alterazioni della parete rettale o ad un mancato coordinamento tra spinta e dilatazione dello sfintere anale, può diventare provvidenziale l'intervento del chirurgo proctologo. Il più delle volte si tratta comunque di due fenomeni concomitanti al punto da condensarsi in un unico ed opprimente problema. Essendo l'estetica del nostro "abito naturale" profondamente ispirata dallo stato di salute generale, potremmo riferirci all'alvo come ad un singolare guardaroba viscerale che, se tossicamente costipato, potrebbe automaticamente rivestirci dall'interno con una pelle maculata approssimativamente a pois bianchi ed antiestetici di varie dimensioni. La prolungata ritenzione di materiale da evacuare che si verifica per mezzo della costipazione, può infatti agire più o meno direttamente quale fattore coinvolto nella vitiligine, predisponendo l'humus batterico ideale per la proliferazione di risposte immunologiche ed autoimmunologiche o, data la situazione di stallo che comporta, sovraccaricando con un forzatamente indotto lavoro di pulizia insostenibile gli altri organi emuntori come la pelle. I presupposti di questo intasamento anti-deiezione sono essenzialmente due, a seconda dei casi implicati individualmente o invischiati simultaneamente: una "sete" eccessiva da parte del colon che rende le feci secche e dure disidratandole, e/o il tormentoso acquietarsi della rituale peristalsi intestinale, cioè di quelle contrazioni muscolari che si susseguono come depurative onde liberatorie. Tale ingombrante premessa è a sua volta composta da svariati retroscena:

- Dieta qualitativamente e quantitativamente squilibrata, con insufficienza di acqua, fibre, vitamine e minerali, che altera la flora intestinale.
- Disturbi alimentari come l'intolleranza al latte vaccino ed ai suoi derivati.
- Stravolgimenti nella tranquillità della routine quotidiana correlati a viaggi (specie se intercontinentali), eventi emozionali sia positivi che negativi, ansia e stress.
- Calo o modificazione del tono muscolare dovuto a sedentarietà o gravidanza/parto.
- Patologie quali insufficienza epatica, emorroidi, fissurazioni anali, sindrome del colon irritabile, ictus, ipotiroidismo, morbo di Parkinson e sclerosi multipla.

- Abuso di lassativi o antibiotici e assunzione di farmaci tra cui antidepressivi triciclici, narcotici, antiacidi a base di alluminio, analgesici, antiepilettici.

Oltre che da una frequente e costante attività fisica, la motilità intestinale è regolarizzata da una presenza di fibre nel regime alimentare quantificabile in 30-40 grammi al giorno. Le fibre alimentari sono residui di cellule vegetali commestibili ma non digeribili, che possono formare un gel vischioso a contatto con il succo intestinale (solubili), o rimanere pressoché inalterati (insolubili). Pur svolgendo entrambe le tipologie un ruolo chiave nel dinamismo dell'intestino, le fibre solubili – rallentando lo svuotamento gastrico – sono maggiormente indicate in caso di diarrea, mentre quelle insolubili – trattenendo l'acqua e mantenendo le feci compatte ma morbide – costituiscono il lasciapassare enterico anti-stitichezza più veloce ed efficace. Alla luce di quanto appena esposto non sorprende il fatto che risultino principalmente gli anziani a soffrire di costipazione, sia per la ridotta o azzerata efficienza motoria, sia per la predilezione di alimenti industriali preconfezionati il cui acquisto è dettato dalla semplicità nell'assunzione che fa passare incautamente in secondo piano la carenza di fibre dovuta all'ormai dilagante processo produttivo di raffinazione. I cibi migliori per ripulire e riordinare l'alvo, intolleranze permettendo, sono: pane, pasta, riso e cereali rigorosamente integrali, legumi, ortaggi a foglia verde, cavoli, cavoletti di Bruxelles, porri, carote, asparagi, prugne secche, frutta fresca come kiwi, mele, fichi, olio extravergine di oliva e di semi di lino. Fra i promotori dell'ozio intestinale spiccano: farine e cibi raffinati, bevande gassate, alcolici, caffè, tè, cacao/cioccolata, latte e derivati, insaccati, zucchero. Non sempre tuttavia, la nutrizione si conforma rispetto all'intestino in maniera estremamente cruciale, come ruggine o lubrificante negli ingranaggi del cervello enterico, oppure quale tarma o naftalina relativamente al nostro recondito guardaroba viscerale. Infatti la costipazione incarna sovente uno di quei "sintomi" emblematici di una vita sociale "malata", sempre più frenetica, competitiva, materialista e che ci spinge, inconsapevoli ed inerti, verso la sedentarietà, l'anaffettivo ed egoistico isolamento dal prossimo ed infine, tutto ciò che è effimero a scapito dei valori duraturi: una simile condizione avvelenata non fa che aumentare nel tempo la sensazione di essere stanchi sia nel corpo che nell'anima, soli, infelici; ed il sospetto di avere un nodo profondo o di ricevere permanentemente un pugno allo stomaco, dopo essersi insediato nel cuore, prende forma nel nostro intestino. Ma forse è proprio per questo antefatto che il superamento della costipazione rispetto ad altre guarigioni, lascia un senso di benessere superiore che sembra persino affrancare e rinnovare la nostra coscienza. Trascendendo brillantemente con una sottile vena comica il mero ambito digestivo incorniciato dal colon, assumono un significato profondamente didascalico le seguenti frasi dello scrittore Roberto Gervaso: «*La stitichezza ha questo di bello: ci dà il senso della lotta e il piacere, poi, della vittoria*» e «*Non c'è uomo che, vinto un attacco di stitichezza, non si senta più sicuro di sé.*» Esplorando l'abbondanza di connessioni potenzialmente determinanti la vitiligine, aumenta la consapevolezza circa la ricorrenza di medesimi fattori scatenanti o comunque coinvolti in rilevante misura. Tale constatazione fa supporre e sperare che la soluzione ad un problema apparentemente variegato come le forme assunte dalle sue macchie, sia in realtà semplice ed elementare come il bianco che lo raffigura.

Vitiligine e fegato

Il cuneo anatomico rosso-brunastro disegnato dalla ghiandola più grande del corpo, fulcro della purificazione ematica e tra gli organi, unico detentore ex aequo con la pelle della miracolosa capacità autoriparatrice, ben si presta a simboleggiare un ideale smacchiatore cutaneo, uno scalpello carnale in grado di rimuovere persino le pertinaci chiazze di vitiligine. Sebbene la letteratura medica non suggelli alcun vincolo diretto tra i due protagonisti di questo paragrafo, tesse tuttavia una trama generale nella quale il nostro vestito essenziale si relaziona al fegato con un misto di timore reverenziale e riconoscenza, fissando così gli estremi di un'intesa in ogni caso cruciale. L'incarnazione figurata del coraggio infatti, qualora la sorte si rivelasse avversa, diverrebbe accidentalmente il peggior imbrattatore della pelle; ma come ogni impavido eroe che si rispetti, in realtà la sua funzione più autentica si ripercuote positivamente sulla stabilità e sul mantenimento dell'equilibrio – nello specifico quello cutaneo – contribuendo a sciogliere anche sgraditi "incantesimi" come la candida "fattura maculante". In un'ottica nella quale il vigile occhio dermatologico è potenziato da una visione internistica, non è da escludere l'eventualità secondo cui una manifestazione di vitiligine sia "soltanto" l'epifenomeno di una disfunzione epatica, ossia un sintomo collaterale che in quanto tale, può sparire con la risoluzione del problema principale. Tuttavia l'associazione appena suggerita è piuttosto ardua anche solo da ipotizzare: se in caso di ittero per esempio, la colorazione giallastra assunta dalla pelle è notoriamente dovuta ad un'alta concentrazione circolante di bilirubina (pigmento contenuto nella bile che anziché essere espulso normalmente attraverso le urine una volta metabolizzato nel fegato si accumula nel sangue), per quanto riguarda le chiazze bianche non esiste infatti un quadro probatorio così eclatante da chiamare in causa il fegato. L'unica osservazione clinica talvolta riscontrata che collega dunque sia pur discontinuamente vitiligine e fegato, si limita ad uno sporadico effetto indesiderato di tipo farmacologico. Nel dettaglio, una sospensione della terapia dell'epatite C a base di interferone determina spesso la sparizione di eventuali macchie bianche insorte durante la cura. Un appunto al riguardo, che vuole cautamente trasformarsi in un piccolo spunto di riflessione, sembra doveroso: gli interferoni sono proteine che si sviluppano ed agiscono nel contesto immunitario, con la possibilità di innescare la formazione di anticorpi. Che rientrino pure essi nella casistica dell'ipotesi autoimmune quali fattori scatenanti e quindi, convalidanti l'ipotesi stessa? Rimanendo nell'ambito di questa teoria eziopatogenetica, è altresì da citare l'epatite autoimmune come possibile componente nell'elenco di comorbilità relativo alla vitiligine. Per intuire quale enorme influenza possa esercitare il fegato, in positivo o in negativo, circa l'origine e lo sviluppo della caratteristica depigmentazione cutanea, basta soffermarsi brevemente proprio sulla sua ragion d'essere. Specie se pensiamo alle chiazze di vitiligine infatti, l'attività detossificante che è prerogativa di un fegato sano assume un ruolo dalle mire provvidenziali ancor più limpide, trattandosi di pulire il sangue epurandolo per esempio da immuno-complessi, allergeni alimentari e metaboliti tossici. Di conseguenza, se questo filtro del sistema circolatorio dovesse guastarsi consentendo una contaminata irrorazione sanguigna di organi e tessuti, si trasformerebbe in una sorta di vaso di Pandora delle malattie aperto. Per di più il fegato è famoso per la capacità di accumulare come riserva microelementi fondamentali, tra cui le vitamine B 12, D, e il ferro che hanno dimostrato, nel loro "piccolo", un'encomiabile efficacia nel contrastare la decolorazione a macchie della pelle. Nella ghiandola più voluminosa del corpo si svolge inoltre il processo di *biotrasformazione*, per mezzo del quale si rendono idrosolubili (prima fase), neutri (seconda fase), e quindi meglio smaltibili (terza fase) gli *xenobiotici*, ovvero sostanze estranee all'organismo che si presentano quali farmaci o veleni tossici. Gli individui con gli enzimi di fase 2 più veloci rispetto a quelli di fase 1 risultano notevolmente protetti dalle varie insidie per la salute. Al contrario se a causa di una predisposizione innata, gli enzimi di fase 2 non fossero abbastanza rapidi da neutralizzare i prodotti di scarto (come i radicali liberi) derivanti dalla fase precedente, l'organismo sarebbe maggiormente predisposto all'incidenza di allergie, alterazioni metaboliche e patologie infiammatorie. Dalla sua microscopica rilevanza, tale fenomeno di sintesi biochimica quando anomalo, lascia in aggiunta trapelare nuovamente l'ipotesi che le inconfondibili impronte di vitiligine siano, seppur trasmesse segretamente e quasi "a distanza", di stampo genetico. La summenzionata irregolarità metabolica può essere ciononostante riconducibile anche a carenze di vitamine e minerali. L'importanza generale di curare un regime alimentare salubre, nei confronti di quest'infaticabile ghiandola esocrina ed endocrina urge di convertirsi, da proposito la cui realizzazione sarebbe conveniente, a prioritario atto dovuto che non ammette dilazioni. Un'alimentazione sregolata ed ipercalorica unita ad uno stile di vita sedentario peraltro, dà luogo al cosiddetto "fegato grasso", base patologica pericolosamente confacente alle diverse forme di disfunzione epatica. Un iter nutrizionale che abbia uno speciale occhio di riguardo per la frenetica attività epatica, ripudia risolutamente gli eccessi alimentari, e predilige cibi crudi o poco cotti ricchi di antiossidanti, zolfo (elemento implicato attivamente nella biotrasformazione prima descritta) e fibre (che attraggono alle feci da evacuare le sostanze tossiche biliari altrimenti assorbite dall'organismo).

Ecco una lista di cibi benefici che "incoraggiano" ulteriormente il fegato e ne coadiuvano il costante e generoso lavoro:

- L'acqua favorisce l'espulsione dai reni dei prodotti di scarto precedentemente processati dal fegato.
- La spremuta di limone o pompelmo è una sorta di pozione magica che incentiva ed incrementa le gesta disintossicanti del fegato.
- Aglio, cipolla, porro e verdure crucifere (tra cui cavoli, cavolfiori, cavoletti di Bruxelles e broccoli), uova, sono fonti di zolfo, preziosissimo solvente prediletto dal fegato per sbarazzarsi delle sostanze tossiche.
- Carciofi, spinaci, tarassaco e verdure amare a foglia verde scuro come cicoria, indivia e lattuga romana stimolano sensibilmente il flusso della bile.
- Asparagi ed anguria sono ricchi di glutatione, il più potente antiossidante del corpo umano, la cui produzione endogena è stimolata particolarmente da papaia, avocado e aminoacidi solforati come taurina e cisteina.
- Prugne, uvetta, mirtilli, more, fragole, lamponi, arance, melone, mele e pere, contribuiscono ad innalzare la barriera antiossidante a beneficio del fegato.
- Carote e barbabietole oltre a contenere ottime dosi di carotenoidi ed acido folico, evitano l'accumulo di metalli pesanti.
- Gli omega-3 contenuti in salmone, sardine, sgombro, merluzzo, tonno, limitano la produzione di trigliceridi nel processo di metabolismo dei lipidi ad opera del fegato.

Seguono alcuni alimenti da ridurre o eliminare dalla dieta per consentire al nostro setaccio organico di continuare ad essere il miglior filtro in assoluto:

- Le bevande alcoliche figurano storicamente tra gli acerrimi nemici della salute in grado di "scoraggiare" persino il fegato.
- Il diffusamente eccesivo consumo di cibi raffinati a partire dallo zucchero bianco contenuto ad alte dosi in caramelle, dolciumi e bibite industriali, sovraccarica il fegato di zuccheri semplici da metabolizzare.
- I grassi saturi di cui abbondano ad esempio insaccati, formaggi, burro e latte intero, si depositano nelle cellule del fegato appesantendolo ed impigrendolo.
- I cibi fritti e quelli industriali in genere presentano allarmanti quantità rispettivamente di acrilamide e conservanti (ad esempio i nitriti dei salumi e delle carni inscatolate), certamente antagonisti del fegato e del benessere.

In definitiva il fegato, a partire dalla sua serrata configurazione strutturale fino al più complesso processo metabolico in esso catalizzato, risalta quale la più straordinaria rete di filtraggio possibile, in grado di bloccare e scartare letteralmente la sostanza stessa della causa autoimmune spesso ritenuta all'origine della vitiligine. Così come il forte Ercole liberò Prometeo – creatore e benefattore dell'umanità secondo la mitologia greca – dal tormento arrecatogli dall'aquila che gli divorava di giorno proprio tale singolare ghiandola che nottetempo si ripristinava, con la stessa determinazione noi non possiamo esimerci dal preservare questo nostro prodigioso filtro biologico. Insomma – è proprio il caso di dirlo – dobbiamo "avere fegato", in tutti i sensi.

Vitiligine e proteina MIA

L'elemento tematico su cui verte questo paragrafo, un'insolita proteina dagli effetti più disfattisti che plastici, costituisce di per sé una quinta teoria eziopatogenetica la quale, sebbene sia l'ultima arrivata, grazie alla sua immediata ed apodittica intellegibilità priva di fronzoli, "se" e "ma", sembra conquistare prepotentemente il primato di validità. Curiosamente la sigla che accompagna e classifica questa molecola, "MIA", omografo dell'aggettivo possessivo utilizzato in prima persona dall'individuo italiano, pare così indicare del tutto casualmente nella nostra lingua un forte legame con il soggetto che ne ospita la sua espressione organica, nel male o nel bene, che sia l'esternazione rassegnata della propria croce o piuttosto l'acclamazione fideistica di un'intima, inaspettata, nuova speranza. Più precisamente la suddetta speculazione filosofica ispirata da una fortuita simmetria grafica tra l'acronimo inglese e l'aggettivo italiano è in realtà – lungi dal limitarsi ad una mera segnalazione pleonastica – l'esatta sintesi dell'ambivalenza assunta dalla proteina MIA negli ultimi tempi; ambivalenza che sostanzialmente si esprime sotto le lenti dei ricercatori, nel suo essere al contempo assodata messaggera di situazioni indesiderate e anche potenziale soluzione decisiva al rebus medico caratterizzato da chiaroscuri per eccellenza: la vitiligine. Quando di recente è stata associata alle macchie bianche, la proteina MIA era già una vecchia conoscenza in ambito dermatologico, distinguendosi purtroppo a pieno titolo per l'infausto ruolo di menagramo che vi ricopre. E pensare che, a dispetto di tale etichetta nera, il suo nome ingannevolmente audace – a quanto pare partorito prematuramente da studiosi particolarmente ottimisti – per esteso è *Melanoma Inhibitory Activity*, ossia "Attività Inibitoria del Melanoma". Ovvero quanto di più inesatto, fuorviante e beffardo il mondo medico abbia mai dichiarato formalmente... per poi smentirsi autorevolmente comunque nella sostanza, con ricerche che viceversa hanno individuato nella proteina MIA un odioso alleato del melanoma, il più grave cancro della pelle originantesi dai melanociti: nello specifico essa opera il distacco e la disseminazione di cellule tumorali, cioè di metastasi che riprodurranno ciascuna a loro volta il morbo maligno di cui sono portatrici. La scoperta sorprendente che ci ricollega alla vitiligine ha come oggetto proprio questo protide, ritrovato sorprendentemente per la prima volta in campioni di cute non neoplastici ma affetti dalle più innocenti chiazze bianche. Gli esami su questi mirati prelievi bioptici nel dettaglio, hanno dimostrato una positività del 100% per l'espressione di MIA che ha immediatamente dato credito all'ipotesi di "melanocitorragia" quale fattore primario favorente la dermatosi maculante: esattamente come avviene nel corso del melanoma, la proteina MIA interferisce sull'adesione dei melanociti alla matrice extracellulare, determinando un loro facile distacco da essa; in particolare, il fattore MIA interagisce con le *integrine*, recettori presenti sulla superficie dei melanociti i quali conseguentemente, tendono a separarsi dalla membrana basale (la parete che divide il più profondo derma dalla soprastante epidermide) e a salire inesorabilmente in superficie fino ad essere esfoliati con la pelle morta al culmine del ciclo di rinnovamento cellulare, verificantesi ogni 28 giorni. Ciò spiegherebbe inoltre la casistica non rara relativa alla comparsa improvvisa di vitiligine a breve intervallo temporale da un trauma cutaneo quale può essere un taglio o una scottatura, e che elimina bruscamente dalla scena le già instabili cellule produttrici di melanina. Gli scienziati osservatori e divulgatori di questo primo fenomeno costante al di sotto delle chiazze bianche non escludono tuttavia l'importanza delle cause proposte dalle altre teorie (come ad esempio gli autoanticorpi), che restano anzi incluse come eventuali fattori secondari, integranti e decisivi nel completare la totale perdita di adesione dei melanociti alla loro struttura portante e quindi nello sviluppo della vitiligine. Bisogna ciò nondimeno sottolineare che il corollario del teorema MIA risulta per nulla banale o scontato: sebbene un paziente possa presentare anche tutte le predisposizioni sulle quali sono incentrate le altre teorie, in assenza della proteina in esame egli non svilupperà alcuna depigmentazione sulla pelle. Benché attualmente resti irrisolto il quesito del perché si materializzi tale proteina, in principio ritenuta per fortuna o purtroppo esclusiva promotrice metastatica del melanoma, la nuova identificazione della stessa prospetta nel prossimo futuro la formulazione dell'antidoto definitivo alle macchie vitiligoidee. I test di laboratorio preliminari condotti sui topi hanno già confermato che i ricercatori hanno intrapreso la strada giusta, da continuare dunque a percorrere senza esitazione fino al tanto agognato traguardo. È bastato infatti modificare semplicemente il DNA della proteina MIA – ovvero cambiare uno solo dei 615 aminoacidi che la compongono – e somministrare alle piccole cavie affette da vitiligine la molecola geneticamente rinnovata per ottenere in breve tempo una ripigmentazione quasi totale. Per la prima volta nella storia insomma, la "birichina" proteina MIA "grazie" anche alla manifesta atipicità dei suoi misfatti biologici, ha consentito di invertire sistematicamente il processo maculante bloccandone l'impulso basilare. D'altronde una delle azioni più ardue ma sublimi dell'esistenza umana è quella che dà lustro nonostante tutto, al bisogno di non stancarsi mai nel cercare gli aspetti positivi, il "lato buono" del creato, anche e soprattutto laddove ciò sembra più impossibile che improbabile. Tenendo sempre conto che basta poco per cambiare il mondo: nel caso della caotica proteina MIA, questione di un aminoacido.

Chi viene affetto da vitiligine?

Una risposta parzialmente esaustiva alla domanda che fa da titolo a questo paragrafo risulta in un certo senso già articolata nelle pagine precedenti, per cui basterebbe ripercorrere a ritroso quanto già esposto nel libro per rinsaldare un'idea chiara ma anche piuttosto aggrovigliata circa i "requisiti maculanti" rintracciabili in un soggetto con vitiligine: al di sotto delle bandiere bianche innalzate ed impresse sul nostro abito permanente, la proteina MIA (il fattore favorente) vestirebbe la divisa del generale che guida la campagna decolorante della pelle, destabilizzando i melanociti il cui esilio definitivo è cagionato da una squadra poliedrica composta da elementi (i fattori precipitanti) provenienti dai più degradati distretti organici. Tuttavia il perché ed il come la proteina MIA si ritrovi sulla membrana basale a smantellare il complesso melanico, attendono sfuggevolmente di colmare una pagina misteriosa, al momento rimasta bianca come la cute privata del suo pigmento. La casistica al vaglio della ricerca fa emergere indizi per i quali la tela prediletta dal puntinismo monocromatico vitiligoideo sembrerebbe essere – anche se non esclusivamente – la pelle dei soggetti con un sistema immunitario talmente premuroso e protettivo da risultare caustico, con anticorpi paragonabili più a subdoli investigatori sguinzagliati da un partner sospettoso e possessivo che a bodyguards pronti a salvaguardare l'incolumità dell'amato. Secondo le stime di vari studiosi, l'alterazione pigmentaria in questione si insinua oggigiorno in quasi cento milioni di persone nel mondo, affliggendo in realtà non tanto la pelle – che pur smunge (di melanina) ma senza ferirla – quanto la sfera intima che si ritrova messa a soqquadro e bloccata. D'altra parte, fra le "muse" ispiratrici predilette dall'anonimo pennello sbiancante figurano eventi traumatici di varia derivazione: gli incidenti fisici che comportano ferite, tagli, abrasioni, ustioni (tutti rientranti nel cosiddetto "fenomeno di Koebner"), e gli anche più dolorosi episodi capaci di scuotere tragicamente l'animo umano come per esempio la perdita di un caro o del posto di lavoro. La vitiligine esordisce la maggior parte delle volte nel delicatissimo periodo fra i dieci ed i trent'anni, rendendo ancor più disagevole la transizione dall'infanzia all'età adulta e successivamente, compromettendo quella fase altrettanto decisiva in cui si instaurano rapporti umani importanti e si cerca un posto nel mondo tramite l'affermazione del proprio status sociale. Ironia della sorte, come se non bastasse il fenomeno vitiligoideo sembra diffondersi, anche se lentamente, ed il suo bianco disomogeneo sembra spandersi come se fosse il riflesso macchiato di una vita inquinata da fattori ambientali inaspriti e ritmi di vita sempre più stressanti. La rarità estetica in esame si rivela inoltre – in una misura imponderabile ma certamente non indifferente – tramandata per via parentale e nascosta imperscrutabilmente nel dedalo genetico a doppia elica. Il 30% dei pazienti che dichiara altri casi di vitiligine in famiglia è una piccola grande conferma non di un "contagio", ma di una predisposizione innata: "piccola" perché rispecchia verosimilmente solo la frazione di individui che si accorge di questa peculiare congiuntura epidermica, di fatto spesso non riscontrabile a causa di impedimenti oggettivi quale per esempio la scomparsa di eventuali nonni o bisnonni con le chiazze bianche. Tra gli innumerevoli e variegati disegni con cui la Natura orna l'involucro primario degli esseri viventi, le chiazze di vitiligine si rivelano quali le più detestate. Senza una ragione o un fine che sia anche lontanamente funzionale a qualsivoglia aspetto come per esempio l'ornamentazione o la mimesi, da tempo immemore queste candide pennellate a fior di pelle hanno solo contraddistinto la sofferenza di chi le ha ricevute diventando così, bersaglio frequente di esecrabili atteggiamenti discriminatori. Se si considera o meglio, si tralascia proprio la smisurata fetta di coloro i quali nascondono in tutti i sensi la loro particolare condizione cutanea (ad esempio per un frequente ed immeritato senso di vergogna variamente ingigantito da ambienti più "incivili" che civili), si deve ammettere la permanenza di un grande punto interrogativo riguardo alle macchie vitiligoidee anche in ambito statistico. L'incidenza dello 0,5-2% con la quale mediamente si manifesta questa dermopatia a livello mondiale, è in realtà un sottile ma già non lineare ritaglio indicativo di una forbice ben più ampia ed enigmatica. Sulla punta più prossima allo zero si trovano non a caso i Paesi scandinavi, dove è intuitivo immaginare che numerose chiazze di vitiligine svaniscano in una carnagione già chiarissima come fossero fiocchi di neve sul ghiaccio. All'altro estremo della forbice il quoziente maculante cresce esageratamente accanendosi sui popoli dalla pelle scura: si attesta addirittura all'8% in alcune regioni dell'India, Paese in cui tra l'altro da secoli le nivee chiazze (la cui confusione con la lebbra è ancor più remota) rafforzano quelle disuguaglianze sociali che hanno rappresentato il cuore e la struttura stessa del sistema delle "caste" i cui germi, purtroppo, non sono ancora stati del tutto debellati. Vista da questa prospettiva, la vitiligine parrebbe un'anomalia per giunta quasi "razzista", ma anche qui non è difficile comprendere come il colore bianco, naturalmente ed universalmente, trovi sempre la sua massima espressione quando esaltato dal nero; l'evidenza più lampante resta comunque quella per cui possiamo solo convenire che non è (non dovrebbe essere) la vitiligine, per quanto persista nel segnare la pelle, a dover essere temuta dagli esseri umani, ma quell'ignoranza ostinata ed arrogante in grado di macchiare la coscienza.

Quali sono i sintomi?

Dato il percorso pluridirezionale sin qui delineato, non dovrebbe sorprendere che la vitiligine sia di per sé spesso considerata – più che un'anomalia indipendente, patologica o meno – un medesimo sintomo comune a differenti situazioni patologiche riconducibili a loro volta ad autoimmunità, predisposizione genetica, disfunzioni organiche o sistemiche, accumulo di composti tossici, stress neuroumorale e/o ossidativo, distacco melanocitario massivo. Alla luce (alquanto nebulosa) di tutte le variabili appena menzionate ed assortite differentemente in base allo state di salute dei singoli pazienti, il decorso di questa alterazione della pelle non può essere stabilito universalmente bensì determinato in buona misura individualmente. Non resta dunque che stilare un identikit quanto più dettagliato possibile di questa candida entità dalla genesi variegata. La vitiligine può localizzarsi su tutta la superficie del corpo ed in particolare:

- Sulle zone comunemente esposte al sole come il volto ed il dorso delle mani.
- Intorno alle aperture quali l'orifizio anale, la bocca, le narici, gli occhi e l'ombelico.
- Presso la regione inguinale ed in corrispondenza dei genitali maschili e femminili.
- In prossimità di pieghe sulla pelle naturali (corrispondenti a prominenze ossee tra cui gomiti, ginocchia, falangi delle dita ecc.) o indotte secondo il fenomeno di Koebner citato nel precedente paragrafo: non solo graffi, tagli o scottature accidentali, cicatrici chirurgiche, ma anche microtraumi legati ad abitudini quotidiane come l'utilizzo di reggiseni e cinture che esercitano una pressione costante e prolungata sulla pelle.

Questo acquisito, cronico, persistente e spesso progressivo disordine della pigmentazione cutanea si manifesta la maggior parte delle volte in caratteristiche posizioni simmetricamente speculari, con macchie uniformemente bianche, rotonde o ovali e con contorni convessi più o meno irregolari in netto contrasto con la pelle normopigmentata dintorno. Le chiazze sono generalmente asintomatiche, prive di desquamazioni, non contagiose, ed il loro affiorare non provoca dolore né altera la sensibilità tattile ma talvolta suggerisce la "presa di posizione" per mezzo di una sensazione di prurito. Nel caso dell'ipopigmentazione tipica degli esordi, i melanociti ridotti apportano un basso quantitativo di melanina che dà luogo alle chiazze ipocromiche: la momentanea tendenza al colore rosato piuttosto che bianco è altresì riscontrabile in modo anche permanente, se le macchie si imprimono al di sopra di un vaso sanguigno superficiale. La depigmentazione che è l'espressione dominante della vitiligine, si osserva quando la totale assenza di melanociti e conseguentemente di melanina rende le chiazze acromiche. In base a meno frequenti alterazioni cromatiche che sfumano il consueto candore delle macchie, si applicano le seguenti distinzioni:

- La compresenza di aree cutanee normopigmentate, ipopigmentate e depigmentate in una stessa chiazza determina le tonalità della cosiddetta *vitiligine tricromica*.
- Un'ulteriore colorazione nero-brunastra dei bordi aggiunta alle tre gradazioni sopraccitate è tipica della*vitiligine quadricromica*.
- Quando al posto della classica chiazza bianca se ne osserva una dalla nuance rosa-rossastra specialmente marcata ai margini, è in corso la *vitiligine infiammatoria*.

La dermopatia in esame può comportare soprattutto se protratta, lo schiarirsi dei peli nelle aree bersagliate, presentandosi come vera e propria canizie quando coinvolge il cuoio capelluto, la barba, le ciglia e le sopracciglia; a volte giunge ad interessare persino la retina ed il cavo orale. Le macchie, essendo fotosensibili, hanno una propensione per le scottature: una prolungata esposizione ai raggi solari specie senza protezione infatti, arreca facilmente arrossamenti o peggio ustioni che sono peraltro sintomatici, cioè dovuti proprio alla mancanza della nostra normalmente incorporata barriera contro le radiazioni ultraviolette eretta dalla melanina. In ogni caso un'esposizione al sole che sia assidua e moderata (persino consigliata quale parte integrante della terapia, purché schermata da opportuni filtri) non peggiora la condizione come sovente si crede ma, con l'abbronzatura attraverso la quale imbrunisce la cute sana, mette visivamente in massimo risalto le macchie già presenti: per la stessa ragione, anche se non precaria come una tintarella, chi ha una carnagione scura palesa "meglio" questo peculiare stato cutaneo. La vitiligine è diagnosticata prevalentemente in primavera/estate, non a caso il periodo in cui ci si scopre di più ed il contatto diretto con la luce del giorno contribuisce a ritagliare le eburnee sagome epidermiche. D'altra parte, facendo per l'ennesima volta assegnamento sulla teoria autoimmune, bisogna segnalare come la maggioranza delle malattie con questa origine patogenetica esordisce in primavera. La repigmentazione spontanea (rara) o promossa dalle terapie, avviene solitamente attorno a peli o capelli (ossia in maniera perifollicolare) a partire dai melanociti perilesionali relativi ai bordi, o tramite la comparsa di punti scuri nel cuore della macchia supportati da eventuali melanociti di riserva superstiti all'interno proprio dei follicoli piliferi. La vitiligine – come si è potuto leggere fra le righe della sua tessera di riconoscimento appena redatta – col suo frastagliato affiorare simboleggia più una pena spirituale che fisica, il cui unico vero sintomo è intimamente noto solo ai portatori e risulta difficilmente decifrabile per il resto del mondo, ossia a coloro i quali si fermano ad insensibili osservazioni epidermiche sempre in aumento. Il disagio perenne avvertito da chi vive questa rara condizione sulla pelle è al contempo conseguenza e causa delle macchie, le quali sembrano trarre la loro forza in qualche modo anche sottraendo quella radiosità propria delle personalità vivide: un po' come l'aspetto distintivo dei marchi vitiligoidei, ovvero il bianco, il cui chiarore è solito evidenziarsi nel "rubare", celare e trattenere in sé tutti i colori dello spettro elettromagnetico. Più di ogni altra cosa, è dunque necessario non lasciare all'oscuro candore delle chiazze la possibilità di continuare a rubare le gioie che colorano la vita, e di sfruttare questa sfida non solo per ritrovare i tesori smarriti ma per scoprirne finanche dei nuovi. Individuare le tinte meravigliose dell'esistenza diventandone tele e pennelli unici, resta infatti la soluzione più magica e concreta per dissolvere il bianco maculato della pelle in un tripudio di felicità iridata.

I vari tipi di vitiligine

Quasi sempre l'improvvisa ed inspiegabile comparsa di una macchia acromica sembra decretare a primo acchito per l'ignaro malcapitato, l'esordio di un processo infausto ed irreversibile. Effettivamente, in questa corposa prima parte del libro, si è ampiamente dimostrato come l'apparente monotonia vitiligoidea celi in sé una pluralità fattoriale che tiene ancora sotto scacco non solo il mondo dermatologico ma tutto l'universo medico. Ancor più tuttavia, l'eclettico approccio strategico a tale sfida riportato fiduciosamente in quest'opera, è forte dell'indefessa attitudine per l'osservazione e l'analisi anche previdente circa le mosse e le "intenzioni" del bianco avversario, al fine di rientrare pienamente in partita e non concedergli mai lo scacco matto. Il disporsi della vitiligine sulla pelle – che sembra disegnare proprio la scacchiera stessa in cui le caselle bianche e nere sono date dal contrasto tra aree normali e depigmentate – è uno di quegli aspetti fondamentali da non sottovalutare perché davvero può fare la differenza, anche e soprattutto per quanto riguarda l'adozione delle più adeguate "contromosse" terapeutiche. Gli stili d'attacco attraverso i quali le chiazze cercano di imporsi sono essenzialmente due, ognuno con le rispettive varianti. Nel 90% di questi snervanti match epidermici, le macchie chiamano in causa il paziente su due fronti geometricamente simmetrici, cosicché ciò che si imprime sul lato destro del corpo è contemporaneamente riprodotto sul suo lato sinistro: si tratta del gioco duro condotto dalla cosiddetta **vitiligine bilaterale** o **generalizzata**. Il doppio team speculare in questione, principale rappresentante della depigmentazione cutanea che si innalza ed espande sulla disfatta dei melanociti, in base ai punti deboli della controparte si esprime portando sulla pelle uno dei suoi schemi d'attacco caratteristici così sintetizzabili:

- La *vitiligine acrofacciale* è la forma più frequente, cioè quella in cui le macchie si schierano sul viso – in particolare contornandone occhi, bocca e narici – e sulle estremità distali per eccellenza, cioè mani e piedi.

- La *vitiligine volgare* tocca senza alcun riguardo le zone intime/erogene quali i genitali esterni, l'orifizio anale, le areole mammarie, e le pieghe naturali ormai famose in quanto sedi dei segni di Koebner.
- Le chiazze che – piuttosto raramente – si insinuano addirittura fino a raggiungere le mucose (specialmente dei genitali e del cavo orale) etichettano la *vitiligine mucosa.*
- La *vitiligine universale* – la più rara – sbianca dal 70% in su l'inspogliabile vestito umano, spingendosi talvolta persino allo snaturante scenario estremo per cui le residue porzioni di pelle con la tonalità originale, risultano per contrasto paradossalmente anomale proprio a causa dell'acquisita parvenza iperpigmentata.

La promozione e la diffusione della vitiligine bilaterale è sostenuta da un ambiente logorato da tempeste umorali in cui per di più infiltrazioni di fenomeni legati ad autoimmunità sono di casa, magari per trasmissione familiare: è proprio questo substrato eziopatologico a distinguerla nettamente dalla **vitiligine monolaterale** o **localizzata**, le cui macchie sembrano invece ricalcare in superficie percorsi nervosi sottocutanei indipendentemente da stress, autoanticorpi e geni ribelli. Il sopraggiungere delle chiazze sarebbe imputabile in questa circostanza – raggruppante solo il 10% fra tutti i soggetti con vitiligine – ad un'alterata attività proprio dei nervi sensibili della pelle. L'estensione limitata dell'espressione maculante in corrispondenza di un *dermatomero* (ovvero ciascuna regione cutanea innervata dalla relativa radice spinale posteriore) è etimologicamente alla base dell'epiteto "segmentale" o "segmentaria" spesso usato alternativamente in sostituzione di "monolaterale" o "localizzata". Tuttavia sono riscontrabili altresì gruppi altrettanto ristretti ed isolati formati da macchie non riconducibili però ad alcuna traccia: è il caso della *vitiligine focale*, che può localizzarsi su una delle metà del corpo come su entrambe. Un'altra singolarità tanto monolaterale quanto bilaterale è costituita dall'*Halo nevo di Sutton* (colui il quale ne fece per primo il distinguo), ossia ognuna delle chiazze che circoscrive con il suo bordo un neo e denomina la *vitiligine perinevica*. Quando su un paziente si nota la compresenza di più schemi sbiancanti fra quelli descritti, l'attacco multiforme orchestrato da differenti forze che se ne osserva è conosciuto come *vitiligine mista*. Altre differenze sostanziali tra le due principali specie di vitiligine riguardano il periodo d'insorgenza, anticipato all'infanzia da parte della monolaterale/segmentale rispetto alla più comune bilaterale, e l'agognata ripigmentazione che avviene meno rapidamente ma con maggiore stabilità nella prima. Leggendo con sguardo critico ed imparziale le statistiche riguardanti le capacità maculanti complessive dell'avversario, potrebbe rivelarsi quasi sorprendente la sua apparente "riservatezza", così come il suo pallido avanzare probabilmente dovuto più che ad una propria effettiva forza, a nostre mancanze o momenti di debolezza passeggeri e pertanto superabili: la metà dei pazienti presenta una diffusione totale delle macchie che non raggiunge nemmeno il 10% del corpo, e solo una frazione inferiore al 5% viene colpito su oltre il 50% della superficie cutanea. Per battere la vitiligine è necessario sconquassare e disperdere la sua squadra di elementi convergenti – ad esempio lo stress, la cattiva alimentazione, l'acidosi, le tossine – i quali a seconda dei casi specifici possono giocare come semplici pedine o pezzi importanti: per stabilire il loro peso finale sulla scacchiera epidermica ed individuare così dove più occorre muoversi ed attaccare, ogni giocatore che sostiene il bruno melanocitario contro il bianco vitiligoideo dovrà essere preparatissimo su ciascun dettaglio del suo stato di salute generale. D'altronde è risaputo che si gioca meglio con l'esperienza e quando si hanno meno pensieri; ricordando che – come avviene negli scacchi – pur muovendo per primi i bianchi, si ha dalla propria parte in questo confronto sulla propria pelle più con sé stessi che contro un male esterno, un numero pressoché illimitato di tentativi tali da far ben sperare di "mangiare" ogni chiazza bianca e muovere per ultimi.

SECONDA PARTE

Diagnosi

Il candore apparente della vitiligine si è da sempre imposto come una nebbia offuscante lo sguardo analitico, per cui la sua diagnosi si rivela tutt'altro che immediata e scontata come molti sono persuasi d'intuire: d'altronde il bianco del suo vero "volto", latitante per millenni e fuorviantemente celato peraltro da maschere di gran lunga più tetre quali la lebbra, ben incarna e rammenta la prima severa lezione al riguardo che la Storia ha impartito ad un'umanità dai giudizi frequentemente precipitosi e distruttivi come saette. La differenza con macchie di altra natura il più delle volte si perde nella criptica monotonia di quel bianco primitivo, ragione per la quale può diventare fondamentale guardare al di sotto della mistificatrice mano di vernice che scherma le differenti manifestazioni cutanee dal nostro discernimento. Come un malfattore che per sfuggire all'identificazione e all'arresto ricorre all'espediente fuorviante dei sosia, la vitiligine si presta infatti con discreta efficacia ad essere scambiata con altre dermopatie dalla firma nivea. Ciò avviene soprattutto sulla pelle dei bambini, il cui consueto chiarore epidermico si offre innocentemente quale superficie ideale affinché le chiazze bianche si mimetizzino incontrastate, al riparo da occhiate rivelatrici. La vitiligine nell'infanzia tende a manifestarsi quasi esclusivamente nella sua lattea forma classica con bordi netti, piuttosto che nelle varianti sfumate tricromica e quadricromica. Abbastanza frequente in questa casistica è l'associazione al fenomeno di Koebner, evocato come ormai sappiamo a seguito di lesioni cutanee le quali, nella frenetica esperienza ludica puerile, si susseguono al ritmo di lacrimevoli leitmotiv. Sebbene da una parte la vitiligine trovi dunque nei fanciulli il suo "nascondiglio" prediletto, dall'altra la possibilità in assoluto che sia effettivamente essa l'artefice di un anomalo collage bianco su bianco si assottiglia di fronte ad un'affollata lista di altri potenziali candidati. Giusto per avere un'idea di quanto sia per nulla saggio o prevedibile emanare sentenze affrettate in questa materia, basti pensare che, entro i due anni dalla nascita, disordini cutanei della medesima tonalità possono essere ricondotti a:

- Nevo anemico
- Nevo di Ito
- Nevo depigmentoso
- Piebaldismo
- Sclerosi tuberosa
- Sindrome di Tietz
- Sindrome di Waardenburg
- Ipopigmentazione post-infiammatoria

Dai due anni di vita in poi, tra gli imputati per fenomeni di ipopigmentazione figurano:

- Pitiriasi alba
- Pitiriasi lichenoide cronica
- Lichen striatus
- Lichen scleroso e Morfea
- Ipopigmentazione post-infettiva
- Eczema
- Micosi fungoide

Entrare nel merito di ciascuna di queste patologie che alterano (similmente seppur ognuna a suo modo) la pelle sarebbe complesso e appunto, dispersivo. Tuttavia, semplicemente apprendere e tener conto della loro esistenza non può che dissuadere in maniera costruttiva dal sostituirsi alla figura sovente sottovalutata ed ignorata del dermatologo. In particolare, la precedente elencazione di patologie con effetti sui bambini analoghi a quelli vitiligoidei, si presta dimostrativamente ad introdurre la cosiddetta "diagnosi differenziale", ossia una procedura (conducibile esclusivamente da uno studioso professionista della pelle) attraverso la quale, dopo uno scrupoloso confronto comparativo con tutti gli indizi di ciascun sospettato, "per esclusione" si giunge infine al riconoscimento del portatore di turno dell'altrimenti oscura maschera eburnea. In età adulta la vitiligine è facilmente confondibile con il "leucoderma", cioè un analogo scoloramento a chiazze della pelle che visivamente tuttavia non scintilla di quel caratteristico candore acromico, ma si limita ad un opaco bianco ipocromico. A sua volta il leucoderma è un fenomeno le cui cause possono essere diverse; si tratta più precisamente di una reazione cutanea perlopiù legata ad agenti chimici con i quali ci troviamo pericolosamente e crescentemente in relazione poiché presenti in dosi sempre più massicce nei prodotti di uso quotidiano della civiltà moderna, tra cui: detergenti, detersivi, insetticidi, profilattici e calzature in gomma, dentifrici, cosmetici e trucchi. Anche specifici ambienti lavorativi determinano la formula chimica ideale per questi maculanti gemelli meno "vispi" dei segni vitiligoidei, dando origine al "leucoderma professionale" (che per esempio colpisce beffardamente la figura ormai rara e preziosa del calzolaio, a stretto contatto con composti contenenti arsenico, o le mani di chi lavora con i derivati dell'idrochinone nell'industria fotografica). Pur ricordando e riconoscendo che naturalmente la luce solare risulta essere il primo, immediato e personale strumento diagnostico per quanto riguarda la vitiligine, resta comunque fortemente auspicabile – visti i numerosi sosia circolanti menzionati – affidarsi al parere autorevole del dermatologo.

Storia del paziente

Rispettando le fasi della classica procedura diagnostica, anche il percorso che porta determinate macchie bianche sulla pelle ad un eventuale identificazione con la vitiligine parte dalla cosiddetta "anamnesi": si tratta di un vero e proprio interrogatorio medico durante il quale il dermatologo chiama a testimoniare, nell'ambito della "storia del paziente", il diretto interessato ed in certi casi anche i suoi parenti. Obiettivo di tale indagine è raccogliere in via preliminare quanti più dati ed informazioni possibili per agevolare la formulazione della successiva e definitiva diagnosi. Con la prima domanda – come prevedibile – si vuole accertare la presenza o meno di altri casi di vitiligine all'interno della famiglia del paziente. Anche se nella maggioranza dei casi la vitiligine fa la sua comparsa inspiegabilmente ed isolatamente alla maniera di un fenomeno raro, quella minoranza del 30% rappresentante un'apparente trasmissione genetica è da tenere decisamente in considerazione. Altri fattori ritenuti importanti si delineano tramite il rintracciamento di membri della famiglia colpiti da malattie autoimmuni e da incanutimento precoce. Le successive questioni si fermano al passato recente del paziente, ed in particolare riguardano gli eventuali traumi cutanei di varia natura che possono essere sopraggiunti due/tre mesi prima della comparsa delle chiazze, o la possibilità di un'eccessiva percezione di stress legata a ritmi di vita frenetici come a drammi emotivi.

Esame fisico

Una volta che il medico prende atto della storia del paziente, con tutte le premesse, i dettagli, le sensazioni e le impressioni del protagonista e dei suoi consanguinei, si entra nella seconda tappa dell'iter diagnostico: proprio come le macchie vitiligoidee, essa si ferma e si concentra sulla pelle del soggetto visitato, ed è meglio nota in gergo scientifico come "esame obiettivo" o "esame fisico". La sua funzione caratteristica è quella di rintracciare dei segni fisiologicamente anomali riconducendoli agli specifici sintomi di una determinata condizione patologica. Tale fase analitica in combinazione con l'anamnesi introduttiva, è non di rado bastevole al buon dermatologo per pronunciarsi favorevolmente o meno sull'ipotesi di vitiligine. Giacché – come sottolineato in precedenza – le chiazze bianche non arrecano alcuna modificazione percepibile al tatto, l'unico senso impegnato da questo esame epidermico è la vista sapiente dello specialista: i suoi occhi svolgono scrupolosamente il compito di osservare ogni centimetro di pelle in ogni zona del corpo, dalle comunemente colpite zone fotoesposte, passando per la regione genitale, sino alla mucosa orale.

Esame con una lampada

La lampada di Wood costituisce l'alternativa artificiale al sole per mettere a nudo le macchie di vitiligine, ed agisce in maniera opposta rispetto alla nostra stella più importante: infatti, mentre i raggi solari non esercitano alcun effetto sulle chiazze che pur evidenziano indirettamente tramite l'imbrunimento della pelle contigua non privata della melanina, la "luce nera" viceversa non determina alcuna reazione nella cute sana, ma accende letteralmente i segni vitiligoidei facendoli rilucere di una peculiare fluorescenza. Le radiazioni elettromagnetiche scaturite da questa straordinaria sorgente luminosa appartengono quasi interamente alla gamma degli ultravioletti di tipo A (quelli di tipo B e C sono potenzialmente nocivi in quanto capaci di alterare la struttura genetica) per cui sfuggono alla nostra percezione visiva. Tuttavia, quando tale cascata impalpabile ed invisibile si riversa nel maculato campo vitiligoideo, la candida scena prende vita ed i suoi protagonisti si rivelano senza indugio sotto questo riflettore ineludibile. Il segreto della chimica suggestiva del fenomeno descritto si cela nell'incontro fra la luce nera ed un cromogeno presente nelle macchie di vitiligine chiamato 7-BH4 o Tetraidrobiopterina (che parrebbe essere tra l'altro, tossica per i melanociti). La lampada di Wood per via della sua esclusiva proprietà di evidenziare la vitiligine distinguendola nettamente dai suoi "sosia", viene considerata la prova regina per questo tipo di diagnosi.

Test di laboratorio

Se in molti casi i test di laboratorio in medicina costituiscono una fase perlopiù successiva alla diagnosi e proiettata già sulla risoluzione del problema, per quanto riguarda le anonime macchie bianche della pelle, essi assumono un importante ruolo identificativo prima ancora che terapeutico. La peculiarità di ricercare alcune delle eventuali cause maculanti della vitiligine per confermare anzitutto la sussistenza della stessa, rende infatti tali specifici esami parte integrante della diagnostica, soprattutto per quel concerne le forme generalizzata ed universale dell'anomalia cutanea in questione. Privilegiando l'ipotesi autoimmune con le relative comorbilità, il test di funzionalità tiroidea risulta di particolare interesse dal momento che possiede la capacità di stanare alcuni degli ormai famosi quanto ribelli autoanticorpi; esso si basa nella fattispecie su un esame del sangue volto a profilare i livelli di TSH, un ormone a sua volta deputato a stimolare la produzione degli ormoni tiroidei T3 e T4: in particolare, valori eccessivi di TSH "addormentano" la ghiandola determinando l'ipotiroidismo (che annovera la Tiroidite di Hashimoto frequentemente associata alla vitiligine) mentre una sua carenza si traduce nell'iperattività nota come ipertiroidismo. Tenendo conto nel modo più completo possibile dei fattori immunitari, endocrinologici e genetici, gli esami del sangue di un paziente con vitiligine includono:

- Emocromo
- Glicemia
- Ac (sigla che sta per "anticorpi") anti-DNA nativo
- Ac anti-ANA
- Ac anti-ENA
- Ac anti-Tireoglobulina
- Ac anti-Tireoperossidasi
- Ac anti-mucosa gastrica
- Ac anti-cellule pancreatiche
- Ac anti-muscolo liscio
- Ac anti-gliadina
- Emoglobina glicosilata
- Omocisteinemia
- TSH
- FT3, FT4
- Cortisolo
- Prolattina
- IgE totali

- Paratormone
- Calcemia

Da sottolineare come il conteggio delle cellule ematiche sia collegato all'ipotesi autoimmunologica di anemia perniciosa, ossia una disfunzione metabolica dell'organismo che pregiudica negativamente l'assunzione di vitamina B 12, la cui carenza è connessa non solo ad un compromesso sviluppo dei globuli rossi ma anche ad un'eventuale compresenza di chiazze bianche. In base al parere dell'esperto e poiché i melanociti si annidano sia negli occhi che nelle orecchie, il paziente può essere altresì sottoposto ad un esame oftalmologico (l'iridociclite o uveite è una patologia oculare talvolta associata alle macchie vitiligoidee) e dell'udito (tenendo conto che sordità, vitiligine e piebaldismo rientrano nei sintomi della sindrome di Waardenburg).

Biopsia della pelle

L'ultima tappa di questo iter investigativo sulle bianche tracce cutanee è alquanto raramente raggiunta, dal momento che il responsabile del candido imbrattamento maculato viene di norma smascherato nei precedenti posti di blocco diagnostici. Nei casi più estremi e controversi tuttavia, la biopsia della pelle si configura nei confronti della vitiligine come la misura identificativa assoluta, la cui sentenza risulta definitiva ed insindacabile: il prelievo di campioni epidermici relativi a tali nivee chiazze infatti, dimostrerà altrettanto nitidamente tramite l'esame al microscopio l'assenza totale di melanociti e di conseguenza della melanina, ovvero la definizione stessa dello status quo di questa anomalia pigmentaria. Qualora invece le cellule adibite alla produzione del pigmento brunastro che colora la nostra pelle risultassero presenti ma inefficienti a causa per esempio di una condizione infiammatoria, la vitiligine ne uscirebbe innocente e le cause delle macchie sarebbero da imputare ad altri artefici dalle orme bianche.

TERZA PARTE
Terapie mediche

Terapia topica corticosteroidea

I corticosteroidi sono così definiti per via della loro struttura basata su molecole simili al cortisolo, un ormone steroideo secreto nella corteccia surrenale. Definiti alternativamente "cortisonici", sono noti sia per le proprietà antinfiammatorie che per l'azione immunomodulatrice ad essi riconducibili. In particolare, attraverso un complesso meccanismo di reazioni biochimiche, i corticosteroidi agiscono affinché le cellule passino dalla promozione di agenti pro-infiammatori ed immunostimolanti alla sintesi di sostanze antinfiammatorie ed immunosoppressive. Tali virtù sono perfette per decontaminare i tessuti organici, in modo che cessino di costituire quell'humus eziopatologico ideale su cui le macchie vitiligoidee si sviluppano affiorando sulla pelle come candidi funghi tossici. Nello specifico, l'uso professionalmente controllato della terapia corticosteroidea su pazienti affetti da vitiligine, bloccando il processo di distruzione dei melanociti da parte dell'organismo, si traduce in un arresto del fenomeno maculante e talvolta persino in una lenta ripigmentazione. Tuttavia questo incantesimo sciogli macchia ha anche diversi limiti: il suo effetto è più temporaneo che definitivo, migliore sulla vitiligine localizzata piuttosto che per le forme generalizzata ed universale, non privo di possibili conseguenze indesiderate. La scelta di corticosteroidi da opporre alle chiazze bianche si divide essenzialmente tra l'assunzione orale ed il trattamento in crema. Sebbene la somministrazione orale presenti un livello di efficacia superiore, è altrettanto vero che veicola parimenti una maggiore incidenza di effetti collaterali, tra l'altro di non semplice gestione:

per questa ragione il suo uso viene preferibilmente riservato a casi più "gravi", essendo consigliato di norma il ricorso alle formulazioni cremose da spalmare localmente. Per quanto riguarda quest'ultima opzione, di cui esistono soluzioni più delicate adatte ai bambini, generalmente viene sconsigliato l'utilizzo sulle zone particolarmente sensibili. In base alla preferenza del dermatologo, la terapia topica corticosteroidea può essere accompagnata dalle radiazioni UVA, ed i suoi risultati sono meglio verificabili ed apprezzabili alla luce della lampada di Wood.

Fototerapia UVA con psoraleni per uso topico (PUVA)

La sigla PUVA sintetizza le due componenti terapeutiche usate in combinazione per questo trattamento specifico: la lettera "P" indica qui l'iniziale di "psoraleni", mentre "UVA" è l'acronimo che titola i raggi ultravioletti di tipo A. Il "bagno PUVA" – espressione suggestiva spesso usata quasi ad invocare l'essenza di tale dualismo curativo – nasce per lavar via le macchie vitiligoidee tramite la loro ripigmentazione. Gli psoraleni sono composti organici naturali noti sin dall'antichità per la capacità di fotosensibilizzare la pelle, presupposto ideale per incrementare l'efficacia dell'irradiazione UVA. Solitamente questo approccio che si propone di ricreare artificialmente l'azione benefica del sole in modalità potenziata, viene selezionata quando il manifestarsi maculante vitiligoideo coinvolge non più del 20% del corpo. Nel dettaglio, una o due volte a settimana lo specialista fa precedere l'esposizione del paziente ai raggi UVA da un contatto cutaneo con gli psoraleni, il quale può avvenire secondo due modalità: mediante un'applicazione sulle chiazze bianche di trenta minuti, o alternativamente per mezzo di un'immersione in una vasca d'acqua preparata col principio attivo. L'effetto immediato riscontrabile alla fine di ogni seduta consiste in una colorazione rosata della pelle del tutto analoga a quella che precede le più marcate scottature solari.

Fototerapia PUVA con psoraleni per uso orale

La decisione di propendere per la somministrazione orale degli psoraleni è normalmente legata ad un'espansione della vitiligine che supera il 20% della superficie corporea. Sempre sotto stretta osservazione medica e con la frequenza di una/due sedute settimanali, in questo caso l'assunzione degli psoraleni da parte del paziente è anticipata a circa due ore dall'esposizione ai raggi UVA. Per tale variante orale, la scelta terapeutica prevede come alternativa anche l'esposizione alla luce solare in sostituzione di quella artificiale, purché i tempi prescritti dallo specialista siano rigorosamente rispettati. Gli effetti del trattamento orale con psoraleni per uso orale sono gli stessi di quelli per uso topico: a breve termine si osserva un tenue arrossamento delle macchie vitiligoidee le quali, a lungo termine, sono indotte più o meno efficacemente a ripigmentarsi. In ogni caso, il ricorso all'utilizzo degli psoraleni è sconsigliato nell'infanzia sino ai dieci anni.

Kellina

Una valida alternativa agli psoraleni nella fototerapia proviene da un estratto della pianta *Amni visnaga* chiamato "kellina". Tale composto naturale noto già nell'antica cultura egiziana per le sue proprietà diuretiche, presenta il gran vantaggio di non essere fototossico come gli psoraleni e quindi di annullare conseguenze indesiderate "post-tintarella". L'assunzione di kellina tramite crema o via orale da parte del paziente, precede rispettivamente di 30 e 120 minuti l'esposizione quotidiana alla luce solare o artificiale. Per via del comfort migliore e dell'assenza di sensazioni sgradevoli, di solito si preferisce il trattamento topico piuttosto che quello orale. Come confermano anche gli studi recenti, l'interazione terapeutica maggiormente apprezzabile è data dalla combinazione dei soli UVB (artificialmente selezionati e riprodotti) e la kellina.

Fototerapia UVB a banda stretta

Mentre i raggi UVA – che compongono il 95% della radiazione proveniente dalla nostra stella principale – riescono ad insinuarsi nella pelle sino al derma, quelli UVB – costituenti il restante 5% della luce solare – si fermano nel soprastante strato epidermico. Gli UVB, proprio per questa minore capacità di penetrazione cutanea associata ad un minor rischio di effetti collaterali, e per via del loro utilizzo indipendente privo di farmaci complementari o sostanze coadiuvanti come gli psoraleni, rappresentano l'opzione prediletta nel campo della fototerapia. Gli UVB a banda stretta stimolerebbero con grande efficacia i melanociti "assopiti" a produrre melanina, e quindi a restituire alla pelle la sua fisiologica colorazione. L'esposizione professionalmente ponderata a questi raggi prodigiosi avviene di norma una o due volte a settimana per pochi minuti, ed in base alle necessità specifiche tramite le seguenti modalità:

- In caso di vitiligine universale o generalizzata ampiamente diffusa, l'esposizione *total body* viene eseguita dentro apposite cabine o su lettini.
- Per la vitiligine localizzata è sicuramente preferibile l'uso di dispositivi portatili che proiettino gli UVB esclusivamente sulle aree depigmentate, escludendo le zone sane.

Laser ad eccimeri

Lo strumento che sfrutta al meglio i benefici degli UVB è senza ombra di dubbio il laser ad eccimeri. Questa recente ed avanzata tecnologia riesce ad incanalare e a trasmettere la radiazione pro-melanina nella sua banda più proficua, ovvero secondo la lunghezza d'onda ideale di 308 nm. "XTRAC" è il nome di tale traguardo terapeutico, consistente in un laser manuale a misura di chiazza che emette impulsi brevissimi e ad alta intensità, i quali abbattono gli effetti collaterali riducendo fino a mille volte l'esposizione alle radiazioni UVB. I lampi energetici di XTRAC trasmettono un forte stimolo epidermico in grado di incrementare notevolmente sia il numero che le prestazioni dei melanociti. Bastano poche sedute di alcuni secondi per innescare e sostenere questo processo restauratore il cui fine è quello di ripigmentare la macchia bianca "tassello dopo tassello" come se fosse un mosaico. Il trattamento non prevede l'uso complementare di creme o farmaci; nei casi in cui il rossore di fine seduta è accompagnato da una sensazione di bruciore, si può ricorrere all'applicazione di quelle creme antinfiammatorie comunemente utilizzate contro le scottature.

Terapia chirurgica

L'eventuale naufragio dei vari trattamenti per la vitiligine spesso conduce – e non di rado sulla spinta di forti onde emotive – a quella che può essere considerata una sorta di ultima spiaggia, a sua volta ambiguo principio di un'imperscrutabile oasi o selva oscura: la terapia chirurgica. Tale opzione invasiva e dagli esiti incerti, ha il "pregio" di essere pressoché sempre attuabile, a patto che la vitiligine non sia universale o eccessivamente estesa, e che le aree limitate sottoposte ad intervento siano stabili permanentemente da almeno due anni. Il principio di questa soluzione finale (almeno nelle intenzioni) consiste nel trasferimento, relativamente al solo paziente operato, di melanociti dalle aree normopigmentate alla cute macchiata. Le modalità con cui avviene questo trapianto melanocitico sono diverse:

- Innesto epidermico
- Innesto dermo-epidermico
- Punzone innesto e mini-innesto
- Bolle di aspirazione a innesto
- Sospensione da trapianto di melanociti
- Epidermide coltivata con melanociti
- Trattamenti con tessuto di ingegneria

La neomelanogenesi promossa dal successo dell'intervento chirurgico si avvia quasi da subito ma con lentezza (impiegando circa due mesi); un contributo effettivo per sostenere e velocizzare questo processo rigenerativo è dato dalle fototerapie descritte in precedenza. Bisogna tuttavia sottolineare come anche negli interventi più riusciti, sovente i risultati raggiungono una ripigmentazione non pienamente soddisfacente. Il fallimento della chirurgia con la vitiligine può comportare invece cicatrici, infezioni, fenomeno di Koebner con irregolarità pigmentaria. Pertanto, l'aspetto psicologico del paziente (che deve essere informato preventivamente nel dettaglio) va accuratamente valutato prima di considerare sul serio un'ipotesi del genere. La frase "quando il gioco si fa duro, i duri iniziano a giocare", comunemente abusata ma molto appropriata al contrario in chiusura di questo paragrafo, è da leggere saggiamente alla stregua di un incoraggiamento da accogliere con la massima cautela.

Depigmentazione

Dal momento che la vitiligine essenzialmente non costituisce una condizione patologica dalle conseguenze letali ma "solo" un disordine estetico spiritualmente sofferto, cosa comporterebbe un'eventuale rinuncia a combatterla? Fermi tutti: alzare una bandiera bianca su questo del tutto peculiare campo di battaglia cutaneo non indica una resa passiva, semmai un rivoluzionario cambio di schieramento e di casacca. Per chiarire il tutto e rispondere alla domanda iniziale, è utile riflettere su un'ulteriore questione riguardante una delle figure più amate e discusse nella storia dell'umanità: perché il re del pop Michael Jackson, in un momento della sua brillante vita, ha deciso di diventare bianco? Non di certo per un bizzarro capriccio ribelle verso madre natura magari dettato da un folle razzismo autolesionista, per sintetizzare ulteriormente e smentire la pochezza dei troppi che non sono potuti andare oltre la loro superficialità. L'esistenza di quest'eterna leggenda musicale ha celato in realtà – come si è perlopiù scoperto a posteriori – numerosi chiaroscuri che includono le protagoniste-antagoniste di questo libro: le chiazze vitiligoidee. Come si può intuire semplicemente riapprezzando all'infinito le preziose testimonianze audio-visive, il genio sbocciato ed emerso dai *Jackson five* non sembra propriamente il classico individuo che si sottrae alle sfide. La verità è che in seguito ad un avanzamento della vitiligine a dispetto dei numerosi tentativi di arrestarla e coprirla, Michael Jackson ha propeso per un'omogeneizzazione cromatica della pelle rinunciando al suo colore originario. Tale scelta terapeutica è conosciuta col nome di "depigmentazione", e vale la pena evidenziare come s'impossessi del nome proprio del "nemico", alleandosi momentaneamente con esso con il solo fine di superarlo definitivamente, senza lasciare alla conclusione di questa candida guerra fredda alcuna traccia, o meglio, macchia. La manovra d'infiltrazione nelle file avversarie avviene per mezzo di un antiossidante denominato in gergo "monobencilico etere di idrochinone", noto genericamente come "monobenzone" o "benoquin". Tramite l'applicazione topica sulle aree normopigmentate residue una o due volte al giorno, il suo ruolo consiste nel decolorare quest'ultime, facilitato dalla scarsa opposizione dei melanociti che risultano generalmente deboli nelle persone affette da vitiligine. La concentrazione del principio attivo della crema varia a seconda dei risultati e delle eventuali reazioni negative sul paziente. In ogni caso l'utilizzo del monobenzone è ammesso solo in presenza di vitiligine, soprattutto se estesa e resistente alle altre soluzioni terapeutiche. Gli ottimi esiti ottenuti in pochi mesi grazie alla suddetta depigmentazione procurano una soddisfazione che supera decisamente la lacerante preoccupazione iniziale (assolutamente comprensibile) di cambiare letteralmente pelle. Perché anche scendere a patti con l'avversario a volte può rivelarsi una decisione eroica e vincente.

Effetti negativi delle terapie

Terapia topica corticosteroidea:

- Abbassamento delle difese immunitarie
- Ridotta capacità cicatrizzante
- Ipertensione
- Euforia
- Insonnia
- Calo del tono muscolare
- Carenza di potassio
- Fragilità capillare
- Alterazioni del sangue come coagulabilità accresciuta

- Osteoporosi
- Accumulo di lipidi e tessuto adiposo
- Ulcera
- Iperglicemia

PUVA con psoraleni per uso topico:

- Scottature lievi fino ad ustioni gravi
- Passeggera iperpigmentazione della pelle
- Bolle cutanee

PUVA con psoraleni per uso orale:

- Scottature lievi fino ad ustioni gravi
- Iperpigmentazione della pelle (perlopiù temporanea)
- Prurito
- Nausea
- Vomito
- Crescita pilifera anomala

Fototerapia UVB:

- Eritema
- Prurito
- Recidive di infezione da herpes

Terapia chirurgica:

- Fenomeno di Koebner
- Pigmentazione irregolare
- Cicatrici
- Infezioni

Depigmentazione:

- Reazioni allergiche al monobenzone
- Sensazione passeggera di bruciore cutaneo

- Depigmentazione disomogenea (nei casi di uso improprio quali applicazioni su pazienti senza vitiligine o con fenomeni di iperpigmentazione come le lentiggini)

Rimedi naturali

"La natura non tollera una salute inguaribile".

-Thomas Bernhard

Ispirata da questa breve ma eloquente citazione ed al fine di onorarne il senso profondo, la doppia lista a seguire propone una serie di rimedi naturali i quali, pur non promettendo miracoli, hanno il grande pregio di arrecare solamente effetti benefici e mai collaterali.

Rimedi alimentari

- A partire dal principio secondo cui il **rame** stimolerebbe la ripigmentazione cutanea, si consiglia di bere l'acqua esclusivamente contenuta in oggetti di tale metallo. Cibi particolarmente ricchi di rame sono: noci, arachidi, anacardi, funghi, lenticchie, orzo, avena e germe di grano.
- Le minuscole foglie della cosiddetta **lenticchia d'acqua** (una pianta il cui nome scientifico è *lemna minor*) sembrano custodire un piccolo, grande segreto pro-melanina. Per scoprirlo bisogna tenere questa pianta immersa in mezzo litro di vodka per una settimana, dopodiché eliminare le foglioline con un filtro. Per due volte al giorno subito prima dei pasti, assumere dunque sei cucchiai della soluzione ottenuta allungata con due cucchiai d'acqua.
- La **psoralea** è la pianta anti-vitiligine per eccellenza, per merito dei suoi psoraleni fotosensibilizzanti che rendono nuovamente reattivi i melanociti alla luce solare. Allo scopo di trarre il meglio per via orale da questa preziosa fonte naturale, far bollire 2-3 cm di radice di zenzero in 250

ml d'acqua, quindi aggiungere i semi di psoralea; una volta raffreddata, bere la soluzione preferibilmente al mattino e a stomaco vuoto. Alternativamente, si possono anche separare i semi dal succo di zenzero, farli asciugare e tritare in una polvere finissima da abbinare (1 gr) quotidianamente ad una tazza di latte a colazione. Occorre ricordare che la moderazione, relativamente all'uso degli psoraleni, è non meno importante dell'assiduità: infatti un'esposizione eccessiva al sole può rendere persino pericolosa la loro connaturata fototossicità.

- L'introduzione nel regime alimentare giornaliero di circa 150 mg di **khella** – pianta mediterranea tra le più antiche da cui si ricava la kellina – contribuisce attivamente sia alla ripigmentazione che alla protezione della pelle.

- L'**uva spina indiana** rafforza le difese immunitarie, preserva i tessuti dai radicali liberi, contribuisce a depurare l'organismo disintossicando fegato e sangue. L'abbinamento quotidiano con **miele d'acacia**oltre a moltiplicarne gli effetti, risulta anche piacevolmente gustoso.

- Tra le polveri "magiche" che contrastano il maculato pallore vitiligoideo reperibili in natura, si annovera anche quella ottenuta dalle foglie di melograno, da assumere nella misura di 8 gr con acqua per due volte al giorno.

- Un prezioso aiuto per supportare la ripigmentazione proviene inoltre dalla centrifugazione di 600 gr di**cetriolo** crudo, 3 foglie **di betel** e 15 gr di **zenzero**, con l'aggiunta di succo di **limone**.

- Un particolare e suggestivo aiuto, sempre più riconosciuto da un'approvazione medica crescente, è rappresentato saldamente dal **ginko biloba**, albero cinese che con un'età di 250 milioni di anni ha conquistato il titolo di "fossile vivente". Il ginko, famoso da sempre per combattere strenuamente lo stress ossidativo, fisico e mentale, pare proprio condividere in aggiunta anche la nostra avversione per la vitiligine. Assumere ogni giorno tre dosi da 40 mg di ginko incrementa non solo le chances di arrestare le macchie, ma anche la possibilità di eliminarle tramite un ricostituito imbrunimento cutaneo.

- Recenti studi attribuiscono al **neem** degli effetti prodigiosi sulle zone depigmentate, le quali sembrano sparire in un quarto dei casi addirittura in tre mesi. Da questa maestosa pianta millenaria d'origine indiana si ricavano una polvere dalla corteccia e delle capsule dal fogliame.

- Nell'adozione di una dieta in grado di sradicare le chiazze vitiligoidee dall'interno, non possono mancare i **fichi**, frutti deliziosi che purificano il sangue e ne rendono migliore la circolazione.

- Il consumo frequente di **carote** è un *must* per i pazienti affetti da vitiligine, in quanto innalza il numero di globuli rossi e conseguentemente di emoglobina, rinnova i tessuti, fluidifica la bile, regolarizza il tratto intestinale, apporta la vitamina A fondamentale per la produzione di melanina.

- Il succo estratto dalle foglie del **lilla indiano**, bevuto un paio di volte al giorno, sembra sia capace di restituire omogeneità cromatica al nostro vestito naturale.

- Il ricorso al consumo costante di **sedano** è da tempo immemore un apprezzato rimedio anti-vitiligine. Nell'era moderna la scienza ha riconosciuto a questa usanza terapeutico-alimentare la sua validità, individuando in tale pianta una considerevole presenza di psoraleni. Mangiare regolarmente sedano non solo contribuisce significativamente al benessere dell'intero organismo, ma risveglia per di più quella reattività della pelle ai raggi solari che è il fondamento della fisiologica pigmentazione cutanea.

- La *Brosimum gaudichaudii*, pianta brasiliana comunemente conosciuta come "**mama cadela**", racchiude nella corteccia, nella radice e nei frutti soprattutto acerbi un principio attivo appartenente alla famiglia degli psoraleni: il *bergaptene*. Il frutto, molto dolce, ben si presta ad essere masticato prolungatamente.

- Gli alimenti promotori del nostro pigmento cutaneo, in ordine decrescente in relazione al contenuto di vitamina A, sono: carote, radicchi, albicocche, cicorie e lattughe, meloni gialli, sedano, peperoni, pomodori, pesche, cocomeri, ciliegie. Tra gli altri cibi con un importante potere "abbronzante" spiccano: peperoncini (specie se piccanti), tarassaco, acetosa, crescione di terra, patata dolce, spinaci, bietola rossa, nasturzio o crescione d'acqua, mango, peperone dolce, zucca invernale, finocchio, cachi, broccoli, cipolla, papaia, asparago, kumquat, anguria, cavolini di Bruxelles, okra.

Rimedi topici

- L'**argilla rossa**, grazie al suo consistente contenuto di rame, è considerata un potente alleato nel contrasto alla vitiligine, specialmente se combinata con il succo di zenzero in un miscuglio da spalmare quotidianamente sulle macchie e lasciare agire per almeno un quarto d'ora.
- I **semi di ravanello** rappresentano una base naturale per ripristinare i normali livelli di melanina. Per ottenerne il massimo beneficio, occorre polverizzarli e unirli all'**aceto di mele** (due cucchiai d'aceto per circa 30 gr di polvere di ravanello), quindi applicare il composto sulle chiazze (che potrebbero anche sparire entro un anno).
- La combinazione di **curcuma** e **olio di senape** ha un notevole effetto di sostegno e regolarizzazione del sistema immunitario, che come ormai sappiamo costituisce una delle chiavi per aprire o chiudere le porte alla vitiligine. Per tentare di cancellare naturalmente le candide tracce nel giro di un anno, applicare su queste due volte al giorno un miscuglio prodotto con due cucchiai di curcuma in polvere e 250 ml di olio di senape.
- I **semi di psoralea**, eventualmente anche misti ai **semi di tamarindo**, sono ottimi se utilizzati nella seguente versione topica: tenere a mollo per alcuni giorni una manciata di semi, far asciugare e macinare; applicare quindi la polvere sulle macchie ed esporsi al sole per poco più d'un quarto

d'ora. I risultati di questo trattamento sono apprezzabili anche entro un mese.

- Un altro rinomato mix scioglimacchia è dato dall'unione dell'estratto di **foglie di basilico** con il **succo di lime**. Massaggiando tale composto tre o quattro volte al giorno sulle aree depigmentate, si dovrebbe riacquisire colore nel giro di sei mesi.

- Un'altra crema fai da te per il trattamento della vitiligine consiste in una polvere di **fagioli grammo nero** ammorbidita con acqua ed applicata sulle chiazze per quattro-cinque mesi. La stessa operazione può essere eseguita polverizzando **foglie di zenzero**.

- Dai semi e dalle foglie del precedentemente menzionato **neem** si ricava altresì un olio essenziale da spalmare sulle aree depigmentate.

- I già citati **fichi,** così come le **noci**, possono trasformarsi anche in una crema se tostati, polverizzati e mischiati con dell'acqua.

- La **radice di Crespino,** con il suo prezioso contenuto di vitamine e minerali antiossidanti, si presta perfettamente quale "cancellino" naturale se strofinata delicatamente sulle chiazze color gesso della pelle.

- Un'ulteriore crema per il trattamento della discromia cutanea è realizzabile a casa frullando **radici di plumbago** con acqua.

- L'**olio di cocco** è perfetto per il massaggio sulla pelle, in quanto si assorbe in maniera completa e rapida. Può essere usato come base ideale per un unguento (da spalmare quotidianamente sulle zone affette da vitiligine) che include psoralea, radici di Crespino e **cumino nero** (di per sé già efficace per la stimolazione melanocitaria).

- L'estratto di radice della summenzionata **mama cadela** misto ad acqua, costituisce l'ennesimo composto cremoso in grado di obliterare la manifestazione vitiligoidea in sei mesi.

- Riscaldando per pochi minuti una manciata di granelli di **pepe nero** tritato in **olio extravergine d'oliva**, si ottiene un composto che, una volta raffreddato, può essere messo quotidianamente a contatto con la pelle sbiancata per rievocarne il colore originario.

Trattamenti coprenti

Risolvere l'intricato rebus vitiligoideo e ripigmentare gli spazi vuoti costituisce un'impresa non di rado ardua e dai tempi imprevedibili, al punto da sembrare una partita a scacchi nella quale non è dato sapere se e quando si prevarrà sull'avversario bianco. Così, tale sfida quotidiana vissuta alla presenza di un pubblico sovente più ostile che incoraggiante, rischia seriamente di logorare la mente e lo spirito di chi si ritrova suo malgrado costretto a giocarla. Al fine di portare avanti questo duello con la massima serenità possibile e al riparo da occhiate indiscrete, esiste la tecnica del "camuffamento" o in francese "camouflage". Tranquilli: non si tratta di un travestimento o di una maschera in grado di nascondere l'identità, bensì di una semplice ma efficace maniera di coprire la "scacchiera" cutanea. Questo trattamento – che perlopiù previene il manifestarsi di insensibilità da parte di osservatori ignoranti – viene proposto essenzialmente in tre soluzioni (accompagnate generalmente da creme solari) pensate per soddisfare differenti esigenze:

- **Make-up** di durata temporanea;
- **Autoabbronzanti topici** ad effetto semipermanente;
- **Tatuaggio cosmetico** per camuffamenti definitivi.

Esistono svariate creme coprenti/coloranti a base di ossido di ferro, diossido di titanio, cera d'api e/o altre sostanze incaricate di fornire un saldo ancoraggio sulle chiazze bianche. Una volta selezionata la tonalità più adatta sotto luce naturale (quella artificiale induce facilmente in errore) con l'aiuto di un esperto, il prodotto è applicabile con i polpastrelli delle dita o con un'apposita spugnetta, a seconda che si tratti rispettivamente di macchie piccole o estese. L'applicazione deve coprire interamente l'area depigmentata estendendosi per uno-due centimetri oltre il suo perimetro. Un tocco finale di prodotti fissanti conferirà resistenza all'acqua e completerà la magia di questo velo invisibile (rimovibile con detergenti altrettanto specifici). Le lozioni o le creme autoabbronzanti hanno il potere di indurre una tintarella (da sfumare a proprio piacimento) praticamente immediata e che resiste stabilmente per molti giorni sull'ostinato candore vitiligoideo. Il tatuaggio cosmetico o trucco permanente, o ancora micropigmentazione, consiste in un impianto dermico (precisamente nel primo strato) di ossidi di ferro che posseggono la capacità di migrare e omogeneizzare cromaticamente le macchie bianche alla cute sana. Il colore di riferimento deve essere quello della pelle normopigmentata durante l'inverno: basarsi sulla cute abbronzata che poi va schiarendosi una volta terminata l'estate, comporterebbe infatti un effetto iperpigmentato di questi tatuaggi nascondi-vitiligine. Il rischio di iperpigmentazione seppur minimo, può anche presentarsi qualora vi siano, al di sotto delle chiazze, dei melanociti superstiti ancora in condizione di produrre melanina. Altri effetti indesiderati da tenere in considerazione includono: fenomeno di Koebner, reazioni allergiche, reazioni granulomatose ai micropigmenti, herpes simplex, pseudo linfoma cutaneo. Per essere attuato, il camuffamento definitivo richiede di norma due sedute a distanza di un mese e mezzo l'una dall'altra. Poiché la micropigmentazione tende a sbiadire progressivamente nell'arco di due-tre anni, si consiglia di solito un ritocco annuale.

www.ingramcontent.com/pod-product-compliance
Lightning Source LLC
Chambersburg PA
CBHW060639290526
45793CB00001B/322